Rémi Raher

FASTING

Les principes et les bienfaits du jeûne intermittent

Adalta
Editions 3.0

ISBN version imprimée : 979-1094196021
ASIN version numérique : B00XLVY56U

AVERTISSEMENT

Ne faites pas de bêtise irréparable. Si vous mouriez d'inanition, nous en serions vous et moi tout aussi navrés.

Le jeûne intermittent n'est pas dangereux pour la santé mais l'auteur de ce livre n'est pas (votre) médecin.

Le contenu de cet ouvrage a uniquement un objectif informatif : chaque situation individuelle étant particulière, vous devez consulter un professionnel en cas de doute sur votre état de santé.

SOMMAIRE

INTRODUCTION

Le jeûne intermittent, ça veut dire quoi ?

Vous le pratiquez peut-être déjà sans le savoir : le jeûne intermittent consiste tout simplement à alterner des intervalles où l'on mange avec des périodes où l'on ne mange pas.

Peu connu en France, ce mode de vie a déjà séduit de nombreux athlètes, des entrepreneurs, des artistes et des citoyens de tout âge et de toute profession. Et en y réfléchissant un peu, il vous arrive sans doute de jeûner plus ou moins régulièrement : pendant la nuit, pendant des réunions interminables, pendant des journées trop chargées...

Mais jeûner « par hasard » plutôt que « par intermittence » ne produit pas les mêmes avantages !

En effet, en alternant de façon délibérée des périodes de jeûne avec des fenêtres d'alimentation, on obtient de nombreux bénéfices :

- Une meilleure sensibilité à l'insuline
- Un niveau d'énergie plus stable
- Une disparition des fringales
- Une hausse de l'hormone de croissance
- Une amélioration de l'humeur

- Une perte de poids durable
- Un ralentissement du vieillissement
- Une hausse de la qualité de vie...

Une pilule magique ? Pas vraiment ! Cela demande un temps d'adaptation et une certaine discipline pour commencer, et surtout une certaine ouverture d'esprit : le jeûne intermittent va globalement à l'encontre de tout ce qu'on a entendu depuis notre enfance en matière d'alimentation et de santé.

En effet, au-delà de proposer un système simple de contrôle alimentaire, le jeûne intermittent offre une autre perspective : c'est un challenge pour le *statu quo*. Ce que vous avez toujours lu, cru, entendu... n'est peut-être pas si évident que cela. Gardez ce principe à l'esprit quand on vous assène des vérités toutes faites.

Mais soyez sûr d'une chose : le jeûne intermittent, ça fonctionne.

C'est bien sûr plus qu'une nouvelle façon de manger, c'est un nouveau mode de vie ; c'est une méthode saine et efficace pour atteindre des objectifs en matière de santé et/ou de composition corporelle. Pour autant, ce n'est pas un plan parfait et ce n'est certainement pas adapté pour tout le monde. A vous d'essayer !

PARTIE 1

COMPRENDRE LE JEÛNE INTERMITTENT

CHAPITRE 1

Le jeûne intermittent, ça marche comment ?

Pour faire simple (et clair), le jeûne intermittent consiste tout simplement à alterner des intervalles où l'on mange avec des périodes où l'on mange pas. Ou pour utiliser le jargon : à alterner des périodes de jeûne avec des fenêtres d'alimentation. Les modalités d'organisation de cette alternance sont diverses mais les périodes de jeûne peuvent aller de 16h à 36h, en fonction de la méthode choisie.

D'un point de vue pratique, cela revient à prendre la décision consciente de sauter certains repas, ce qui peut prendre plusieurs formes :

- Manger chaque jour pendant un laps de temps spécifique, par exemple entre 13h et 21h, ce qui revient globalement à sauter le petit-déjeuner tous les matins.

- Ne pas manger avant 20h un ou deux jours dans la semaine, ce qui équivaut à sauter le petit-déjeuner et le déjeuner pendant les journées concernées.

Si vous aimez les maths et la logique, cela vous amène à faire un calcul simple : en sautant des repas, on avale moins de calories donc on perd du poids… CQFD ? En partie.

• Le rôle des calories

C'est évident : en sautant des repas, même si vous mangez un peu plus lors des repas restants, vous pouvez obtenir beaucoup plus facilement un déficit calorique global, donc favoriser la perte de poids et la réduction générale de votre masse corporelle.

Prenons un exemple qui facilite le calcul en imaginant que vous adoptez un plan de jeûne intermittent qui prévoit deux jeûnes de 24 heures par semaine. Cela veut dire que vous réduisez immédiatement votre apport calorique total d'environ 30%, sans même penser à ce que vous mangez (mais seulement à quand vous mangez). Inutile de vous dire qu'une perte de poids est garantie !

Néanmoins, les bienfaits du jeûne intermittent ne se limitent pas à ce simple calcul mathématique. Ce qui est plutôt une bonne nouvelle, pas vrai ?

Lorsque vous mangez, votre corps passe quelques heures à « métaboliser » la nourriture : séparer vos aliments en nutriments, digérer tout ça, amener les différentes substances où elles doivent aller, stocker ou éliminer le surplus… Ainsi, la nourriture que vous consommez circule dans votre sang et devient votre première source d'énergie disponible (en particulier si vous consommez des glucides).

A contrario, au cours d'un jeûne, votre corps ne dispose pas d'énergie immédiatement disponible dans le sang et il est alors plus susceptible de se tourner vers la graisse stockée dans vos cellules adipeuses pour satisfaire ses besoins en énergie.

Si vous avez déjà entendu que faire du sport à jeun est efficace pour perdre du poids, c'est parce que c'est la même logique qui est à l'œuvre : vous n'avez pas mangé pendant la nuit donc votre taux de glucose sanguin est assez bas au réveil, ce qui force votre corps à « taper dans les réserves » si vous faites du sport. Et les réserves, c'est principalement votre bidoche, donc vous brulez du gras.

- **Le rôle de l'insuline**

En parallèle, il faut savoir que dès que vous mangez, vous sécrétez une hormone qui s'appelle l'insuline. Le rôle de l'insuline est de gérer au mieux ce que vous ingérez pour le transporter dans vos cellules et le stocker en cas de besoin. Bilan : plus vous sécrétez d'insuline, plus c'est difficile de perdre du poids (puisque son rôle est le stockage).

Or lorsque vous êtes à jeun, votre corps est plus sensible à l'insuline donc vous n'avez pas besoin d'en sécréter beaucoup pour métaboliser vos aliments, ce qui facilite la perte de poids et la prise de muscle.

Par exemple, un entraînement de musculation élève la sensibilité à l'insuline, permettant ainsi une efficacité accrue de votre corps lors du repas suivant : les nutriments que vous mangez sont alors transportés vers les muscles pour favoriser la récupération et même un petit excès commis à ce moment-là est moins susceptible d'être converti en graisse.

A l'inverse, les personnes qui ont une mauvaise sensibilité à l'insuline (on parle alors d'insulino-résistance) doivent en produire beaucoup à chaque fois qu'elles mangent, même en petites quantités, ce qui est un aller simple pour l'obésité et une voie rapide vers le diabète.

Ce qu'il faut retenir en quelques mots, c'est que plus vous êtes sensible à l'insuline, plus vous êtes susceptible d'être mince et en bonne santé.

- **Le rôle de l'hormone de croissance**

Et ce n'est pas fini ! Etre à jeun permet d'augmenter sa production d'hormone de croissance, qui est un peu « l'hormone de jouvence » du corps puisqu'elle permet à la fois de bruler de la graisse, de fabriquer du muscle, de prendre de la force et de lutter contre le vieillissement !

Si vous conjuguez cela avec une légère baisse calorique et une meilleure sensibilité à l'insuline qui vous permet d'obtenir un rendement optimal de ce que vous mangez, vous avez compris que c'est le début d'une nouvelle vie en ce qui concerne votre composition corporelle et votre santé en général.

En résumé : le jeûne intermittent peut aider votre corps à utiliser la nourriture qu'il consomme plus efficacement et promouvoir en conséquence à la fois la perte de poids et le renforcement musculaire (lorsqu'il est fait correctement).

CHAPITRE 2

Le jeûne intermittent, pourquoi essayer ?

La meilleure raison d'essayer le jeûne intermittent, c'est que ça fonctionne.

• Pour perdre du poids

Peu importent les grandes théories et les régimes à la mode en fonction de votre signe astrologique, votre groupe sanguin ou la forme de vos arcades sourcilières, perdre du poids s'explique toujours par une équation simple : manger moins de calories qu'on en dépense.

Le résultat de cette équation peut venir d'une restriction calorique, d'une activité physique intense ou d'une manipulation hormonale, mais il est difficile de s'en affranchir (sauf à vous faire rentrer des tuyaux sous la peau pour aspirer le surplus).

Partant de ce principe, pratiquer le jeûne intermittent (que ce soit 16 heures par jour ou 24 heures tous les quelques jours) vous permet facilement de limiter votre apport calorique au cours de la semaine. Cela donne à votre corps une chance de perdre du poids puisque vous ingérez alors moins de calories qu'avec votre précédente façon de manger.

- **Parce que ça simplifie la vie**

Si vous contrôlez votre alimentation pour une raison ou pour une autre (sport, allergies, santé...), c'est franchement galère d'avoir à préparer, emballer, manger et contrôler l'heure de vos repas toutes 3 heures. Avec le jeûne intermittent, il vous suffit de ne pas manger au moment où c'est compliqué et de vous préoccuper de cela seulement pendant votre fenêtre d'alimentation.

Imaginez par exemple que vous soyez à un cocktail pour une célébration dans votre entreprise mais que vous soyez allergique au lait et/ou au gluten. Regardez les tables... Et maintenant bon courage pour trouver de quoi manger ! En pratiquant le jeûne intermittent, vous pouvez vous contenter de siroter une eau pétillante et d'attendre plus tard pour manger quelque chose de sain sans vous prendre la tête.

Et même d'un point de vue plus général, pratiquer le jeûne intermittent demande moins de temps (et potentiellement moins d'argent) : plutôt que d'avoir à préparer ou acheter de trois à six repas par jour, vous ne devez gérer que deux repas. Au lieu d'interrompre ce que vous êtes en train de faire trois à six fois par jour pour manger, il vous suffit d'arrêter deux fois (et l'une d'entre elle est généralement le diner donc il est temps d'arrêter de toute façon).

Autre bonus pour celles et ceux qui n'ont pas de lave-vaisselle : plutôt que d'avoir à faire la vaisselle six fois, il suffit de la faire deux fois...

• Parce que ça améliore la santé

Améliorer votre sensibilité à l'insuline est une façon naturelle de lutter contre l'excès de poids et le diabète. Augmenter votre sécrétion d'hormone de croissance permet de renforcer votre tonus général, d'améliorer votre composition corporelle et de lutter contre le vieillissement.

Cela vous semble un peu vague ? Vous avez sans doute pourtant quelques troubles métaboliques liés à votre vie sédentaire, votre alimentation désordonnée ou des allergies mal connues.

Si vous faites de la rétention d'eau après un petit excès, si vous avez parfois les jambes lourdes sans raison, si vos articulations vous font mal sans prévenir, si des brulures d'estomac vous empoisonnent la vie, si vous avez de drôles de sensations dans la bouche en mangeant certains types d'aliments, si votre sommeil est perturbé parce que vous avez un peu trop mangé, si vous avez des sautes d'humeur dès que vous consommez trop de sucre... La liste est infinie. Et je parle en connaissance de cause : ces exemples sont directement tirés de mon expérience personnelle ou de celle de mes proches.

Alors quel que soit votre souci, si une petite modification de votre façon de manger (même temporaire) pouvait vous guérir sans médicament, ça ne vaudrait pas le coup d'essayer ?

- **Parce que c'est le régime de Wolverine**

Je ne sais pas si l'argument est valable pour tout le monde, mais regardez Hugh Jackman.

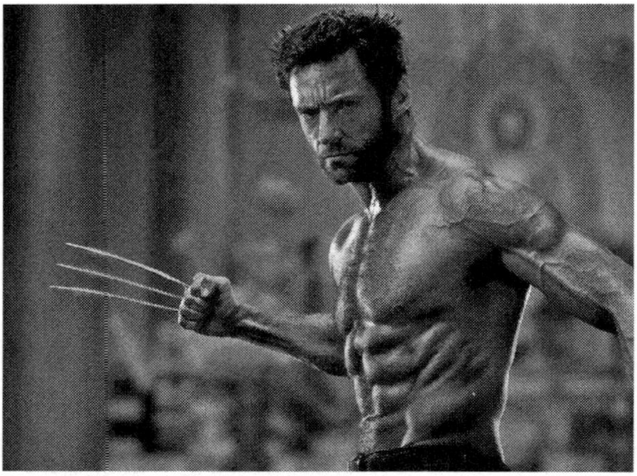

Ce mec a plus de 45 ans. Il pratique le jeûne intermittent. Quelque chose à ajouter ?

CHAPITRE 3

Les autres avantages du jeûne intermittent

C'était bien sympa ce petit exposé sur les calories et les fonctions hormonales, mais ça ne motive pas forcément suffisamment pour adopter un nouveau mode d'alimentation, qui est *de facto* un nouveau mode de vie. Donc y a-t-il d'autres avantages avec le jeûne intermittent ?

• Ne plus être esclave de la nourriture

Dans un monde moderne où la nourriture est abondante et l'éducation alimentaire une véritable catastrophe, la plupart des gens sont devenus esclaves de la bouffe. Impossible de sauter un repas ou simplement de le décaler de deux heures sans faire une crise d'angoisse, ressentir un semblant de migraine et avoir l'esprit pollué par une question redondante et lancinante : « *quand est-ce qu'on mange ?* »

Cette angoisse du manque de nourriture est d'ailleurs le principal frein psychologique lorsqu'on propose à quelqu'un d'essayer le jeûne intermittent. « *Impossible pour moi de sauter un repas* » est souvent la première réponse. Et pourtant...

Cette barrière est uniquement le résultat dommageable d'une sorte de conditionnement qui vous laisse penser que vous *devez* manger à telle ou telle heure et que la vie sera ingérable autrement.

En vous frottant au jeûne intermittent, vous vous apercevrez vite que cette idée fixe du besoin de manger à horaires réguliers est semblable au réflexe d'un junkie ou d'un chien de Pavlov. En quelques jours seulement, vous reprendrez le contrôle sur cette fixation et vous ne serez plus esclave de la nourriture ou des heures de repas, ce qui vous procurera un confort de vie que vous ne soupçonnez peut-être pas aujourd'hui.

Une réunion qui risque de s'éterniser ? Un déplacement un peu lointain ? Un emploi du temps trop serré ? Impossible de déjeuner avant 15h ? Ces situations embêtantes pour vous aujourd'hui ne seront que des paramètres marginaux demain, car vous aurez le contrôle. Ainsi vous connaîtrez la vérité, et la vérité vous libèrera (*amen*).

- **La satisfaction de manger des vrais repas**

Eh bien pour commencer, il y a la satisfaction de vraiment manger plutôt que de faire ces mini-repas si frustrants : vous mangez moins souvent mais les repas sont plus copieux donc vous êtes donc satisfaits de vos prises alimentaires et vous limitez une éventuelle sensation de faim.

Deuxième effet *Kiss Cool* : c'est super pratique de manger moins souvent ! Manger moins de repas veut dire qu'on achète et prépare moins de repas, donc on économise du temps et des soucis (et peut-être même de l'argent).

• L'autophagie : cycle naturel vers la jeunesse éternelle ?

Si tous ces effets sur votre physique et votre santé ne vous suffisent pas, poussons l'analyse encore plus loin. En limitant stratégiquement les calories sans pour autant cesser de vous alimenter, vous forcez votre corps à chercher de l'énergie ailleurs que dans le contenu de votre intestin, ce qui favorise la réparation cellulaire par le biais d'un processus qui s'appelle l'autophagie *(voir chapitre 11)*.

En résumé, c'est un processus qui amène vos cellules à se tourner vers leurs propres protéines endommagées pour trouver de l'énergie, ce qui met en place une sorte de système de nettoyage interne de vos cellules saines. Pour vous en convaincre, faites un jeûne de 24 heures (en maintenant une bonne hydratation) et regardez l'état de votre peau. Vous serez surpris de l'efficacité de cette « recette beauté » qui a (aussi) l'avantage d'être gratuite !

Un jeûne court permet donc de nettoyer les cellules puis de les remplacer et ce cycle complet aide à prévenir la maladie et le vieillissement. La jeunesse éternelle ? Pas encore, mais on s'en rapproche peut-être !

CHAPITRE 4

Les (éventuels) inconvénients du jeûne intermittent

Présenté de façon positive comme dans les chapitres précédents, le jeûne intermittent peut sembler être la solution-miracle à tous vos problèmes de poids, vos problèmes de bouffe et vos problèmes d'emploi du temps. Alors, est-ce que c'est trop beau pour être vrai ?

Non, c'est très réel... mais le début n'est pas toujours si beau que ça.

• La difficulté des premiers jours

Comme pour beaucoup de choses qui vont à l'encontre de tout ce qu'on a toujours fait, les premières journées sont assez perturbantes voire franchement inconfortables. Puisqu'on ne doit pas manger avant telle ou telle heure, évidemment, on a tendance à ne penser qu'à ça même si on n'a pas vraiment faim.

A ce sujet, sachez que la faim disparait assez rapidement : l'hormone qui contrôle la sensation de faim s'appelle la ghréline *(voir chapitre 7)* et sa sécrétion est si particulière qu'elle ressemble un peu à un cercle vicieux si on ne fait pas l'effort de la contrôler. En effet, on secrète de la ghréline... quand on mange ! Ainsi, produire de la ghréline vous donne envie de manger et manger vous fait sécréter de la ghréline, vous voyez le truc ?

Très naturellement, la sécrétion de ghréline se cale sur vos horaires de repas. Donc si vous avez l'habitude de grignoter toute la journée ou que vous divisez vos apports alimentaires en 6 repas (ou snacks) par jour, cela peut être un peu compliqué au début car votre corps vous dira « j'ai la dalle » plusieurs fois dans la journée.

La bonne nouvelle, c'est qu'il suffit de manger moins souvent pour sécréter moins de ghréline (donc finalement avoir moins faim) et que l'adaptation se fait en quelques jours seulement.

Donc même si vous sentez un peu d'inconfort et que vous vérifiez votre montre, votre smartphone et votre ordinateur toutes les 20 minutes pour être sûr de l'heure qu'il est, tenez bon la première semaine et tout rentrera rapidement dans l'ordre. Par ailleurs, il ne faut pas exagérer : ce n'est pas très agréable et on a un peu faim mais il n'y a rien d'insurmontable non plus.

• La question de l'énergie

A part la sensation de faim ou l'envie de manger, la plus grande préoccupation de la plupart des gens est de manquer d'énergie en ayant le ventre vide. « *Je vais manquer de concentration* », « *j'ai trop faim pour réfléchir* », « *je manque d'énergie pour être attentif* »... Vous craignez vraiment d'être trop malheureux pour être en état de travailler ou d'étudier parce que vous n'avez pas mangé vos tartines en vous réveillant ?

OK, ça peut arriver, surtout les premiers jours. Pour être franc, la semaine où j'ai commencé le jeûne intermittent (avec une fenêtre d'alimentation quotidienne de 13h à 21h), j'étais inefficace à partir de 11h45. Vous voyez, ça laisse déjà un peu de temps pour faire ce qu'on a à faire...

Et ensuite ? Ensuite je répondais aux mails peu exigeants que je n'avais pas encore traité, j'allais faire une promenade (c'est toujours bon pour la santé) et il était l'heure de manger !

Et il ne s'agit là que de la première semaine. Après cette transition (parfois) un peu abrupte, l'habitude s'installe et tout va très bien.

Quant au niveau d'énergie, rassurez-vous : votre corps est une machine efficace qui a survécu à des millénaires d'évolution donc ce n'est pas l'oubli volontaire de vos trois tartines du matin qui va le mettre en péril !

Si les hommes des cavernes ont survécu pendant les périodes de disette, c'est bien qu'ils étaient capables de partir chasser sans avoir pris le temps de s'assoir pour déguster un *McMorning*. Vous pouvez sans doute en faire autant.

- **Une mise en garde importante**

Il faut environ 3 jours sans s'alimenter pour affecter réellement les taux de glucose sanguin. Or nous parlons là de jeûnes courts d'une durée allant de 16h à 24h, il n'y a donc pas de danger pour le commun des mortels.

MAIS.

Vous mettre au jeûne intermittent n'est pas une bonne idée si vous avez des problèmes de régulation de glycémie de type diabète. Cela ne veut pas dire que vous ne pouvez pas essayer mais vous devez prendre quelques précautions (entourage, nourriture de secours...). Consultez votre médecin ou votre diététicien avant de faire joujou avec votre santé.

CHAPITRE 5

Le jeûne intermittent, une méthode pour prendre du muscle ?

Dans les chapitres précédents, vous avez compris que le jeûne intermittent est efficace pour perdre de la graisse corporelle, ce qui intéresse aussi bien les athlètes de haut niveau que les personnes soucieuses de leur santé. Mais est-ce que ça fonctionne pour prendre du muscle ?

Absolument !

Pour vous en convaincre, je vous rappelle que c'est le régime de Wolverine... et vous pouvez vous amuser à comparer Hugh Jackman dans le premier *X-Men* et dans le dernier opus de la série pour voir que l'acteur a ajouté pas mal de viande autour de ses os au fil des années.

Pour les spécialistes, sachez que certains powerlifters de niveau international utilisent le jeûne intermittent pour accroître leurs performances, en favorisant à la fois la stimulation du système nerveux sympathique (en s'entrainant à jeun) et la récupération musculaire (en ingurgitant quelques milliers de calories après l'entraînement).

Pour les non-spécialistes, la réponse était donc dans le second paragraphe de ce chapitre, qui tient en un seul mot : absolument.

Les raisons sont nombreuses mais on peut en citer trois très rapidement :

- Une meilleure utilisation de l'insuline permet de mieux synthétiser les protéines et de mieux récupérer après l'entraînement, ce qui favorise l'hypertrophie musculaire.

- Une sécrétion accrue d'hormone de croissance est la voie rapide pour augmenter sa masse musculaire (ce n'est pas un hasard si certains sportifs s'en injectent...).

- Des repas moins nombreux sont mécaniquement plus denses en protéines, ce qui améliore la synthèse protéique et contribue directement à la croissance musculaire.

Avec autant de fois le mot « musculaire » en si peu de lignes, vous pouvez donc être rassuré !

Et si vous souhaitez connaître d'autres références en matière de fitness et de jeûne intermittent, vous n'avez que l'embarras du choix (mais il faut souvent être anglophone) :

- Adam Bornstein, ancien directeur éditorial de *Livestrong* : www.bornfitness.com

- Jason Ferruggia, coach et auteur à succès : www.jasonferruggia.com

- John Romaniello, coach personnel concepteur de nombreuses méthodes d'entrainement : www.romanfitnesssystems.com

- Martin Berkhan, concepteur du protocole *Leangains* : www.leangains.com

- Brad Pilon, expert en nutrition et auteur de référence sur le jeûne intermittent : www.eatstopeat.com

- Anthony Michal, auteur de *Chaos Bulk* : www.anthonymichal.com

- Steve Kamb, coach et auteur de *Nerd Fitness* : www.nerdfitness.com

Et le *name-dropping* pourrait continuer longtemps... Mais visitez les sites de ces quelques personnes et vous pourrez constater que le jeûne intermittent est efficace pour prendre de la masse.

Avec un détail non négligeable : vous éviterez le gain disproportionné de masse adipeuse qui accompagne généralement les phases de prise de masse façon body-building traditionnel. Bref, c'est tout benef'.

CHAPITRE 6

Le jeûne intermittent, 3 questions qui reviennent souvent...

Après la lecture de ces premiers chapitres, voici 3 questions qui reviennent souvent dans les discussions quotidiennes avec les néophytes et les curieux.

- **Ne pas manger pendant 16h ou 24h, c'est faisable sans mourir de faim ?**

[L'idée de ne pas s'alimenter pendant une certaine durée est effrayante.]

Oui, c'est vraiment faisable, et sans mourir de faim. Ou presque. Et pour répondre *a contrario* : oui, jeûner, *des fois*, c'est vraiment pénible. Des fois. Le reste du temps, c'est tout à fait gérable.

Franchement, quand on en a pris l'habitude, jeûner n'a rien de *particulièrement* difficile. Il y a bien des matins, allez savoir pourquoi, on se réveille à peine qu'on aurait bien envie de manger un sanglier entier. Et là on regarde l'heure, et on se dit « *ouille, je vais devoir attendre 5 heures* ». Mais la plupart du temps, on se réveille, on se lave, on avale un café (ou un thé, ou l'eau de la douche, comme ça vous chante) et on fait ce qu'on a à faire (à noter que certains prennent le temps de s'habiller avant de passer à la dernière étape).

Comme pour beaucoup d'expériences, le plus difficile est de commencer. Les 15 premiers jours n'ont rien d'évident et sont assez inconfortables. On a un peu l'œil rivé sur la montre, on pense à la composition de son prochain repas, on mâche des chewing-gums pour compenser l'étrange sensation buccale (mais boire de l'eau est tout aussi efficace). Ce n'est pas très confortable et on a un peu faim, mais cela n'a rien d'insurmontable et on s'habitue vite.

Il ne s'agit pas de jouer les yogis, et il ne s'agit pas d'une ascèse. L'adaptation au jeûne n'a rien à voir avec la spiritualité, elle est purement chimique. La ghréline est l'hormone qui contrôle la sensation de faim, et on en sécrète quand on mange (donc produire de la ghréline vous donne envie de manger, et manger vous fait sécréter de la ghréline, c'est ce qui s'appelle un cercle vicieux). Ainsi, la sécrétion de ghréline se cale sur vos horaires de repas. Il suffit donc de manger moins souvent pour sécréter moins de ghréline, et finalement avoir moins faim.

Bref : oui, jeûner n'a rien d'évident quand on commence mais tenez bon une quinzaine de jours et tout rentrera dans l'ordre. Les multiples bienfaits du jeûne intermittent valent bien quelques journées d'inconfort.

- **Je fais du sport en fin de journée / en début de matinée, dois-je manger avant ou après l'entraînement ?**

[La difficulté d'adapter sa fenêtre d'alimentation à son emploi du temps.]

En trois mots comme en cent : comme vous voulez ! Qu'il s'agisse du protocole Leangains ou de la Warrior Diet, la vraie question est celle d'alterner une période de jeûne avec une fenêtre d'alimentation. Dans mon cas, ce sera par exemple de 13h à 21h dans le cadre de la méthode 16/8. *Mais ça ne vous engage à rien.*

Peu importe que votre premier repas soit à 5h du matin ou à 4h de l'après-midi, c'est à vous de voir. Et la question de manger parce qu'on fait du sport est complètement surfaite dès qu'on est habitué, sauf si vous êtes un athlète de haut niveau (et encore, cela dépend du sport pratiqué). Pour un sport de loisir ou un sport de force, votre entraînement de souffrira pas de votre jeûne. Bon, si vous préparez un triathlon, la question se pose autrement, et il vous faudra autre chose que ce livre pour vous établir un protocole.

Idem pour ce qui est de manger après l'entraînement. Vous pouvez soulever de la fonte ou pratiquer la boxe aux aurores et attendre midi pour manger. Les endorphines et le système nerveux sympathique vous maintiendront éveillé, et votre performance n'en sera pas affectée.

Mais cela ne veut pas dire qu'il ne faut pas manger sur ces plages horaires. Personnellement, je trouve assez difficile de s'alimenter de 7h à 15h puis de s'abstenir de manger ensuite. Mais si c'est le timing qui vous correspond le mieux, adoptez-le et ce sera très bien.

- **Est-ce que c'est grave si j'avale ceci / cela ?**

[Savoir et comprendre ce qu'on peut ou non avaler sans rompre son jeûne.]

C'est la question la plus fréquente. Un grand débat... que je ne trancherai pas moi-même. Pour faire simple, pendant un jeûne, vous pouvez avaler de l'eau, du café noir, du thé, voire des compléments alimentaires acaloriques (vitamines, minéraux, spiruline...).

Après, vous pouvez aussi aménager les choses. J'imagine qu'ajouter une petite cuillère de crème à votre café ne ruinera pas vos efforts mais ingurgiter un immense *cafe latte* constitue probablement une rupture de jeûne. Rien n'est gravé dans le marbre, tout est une question de quantité. Avaler 50 calories pendant un jeûne de 24h ne semble pas être synonyme d'échec. Mais si vous avalez 3 grands bols de café sucré en vous réveillant, on peut spéculer que vous compromettez sérieusement votre réussite en la matière.

Et en ce qui concerne les boissons *lights* ? Eh bien... C'est assez compliqué. Techniquement, un Coca Zero vous apporte zéro calorie et c'est bien pour cela que vous en buvez, non ? Mais il faut bien avouer l'évidence : les édulcorants artificiels modifient votre flore intestinale et certains d'entre eux peuvent vous faire sécréter de l'insuline (et limitent donc votre production d'hormone de croissance), ce qui est précisément ce qu'on essaye d'éviter en jeûnant.

Est-ce que c'est grave ? Probablement pas, si on s'en tient à une dose raisonnable. Comme pour beaucoup de choses, c'est la dose qui fait le poison.

PARTIE 2

LE JEÛNE INTERMITTENT : CE QUE DIT LA SCIENCE

CHAPITRE 7

Faim et jeûne intermittent : comment la ghréline influence votre appétit

Lorsqu'on commence à s'intéresser au jeûne intermittent, la première étape, c'est de vouloir tout savoir : les principes et les bienfaits, les effets sur la santé, les erreurs à éviter, les protocoles à adopter... Et la deuxième étape, c'est de se dire : *« bon, j'aimerais bien essayer, mais il faut que je me motive parce que je vais avoir super faaaiiimmm ! »*

Et à vrai dire, oui et non.

Vous aurez sans doute assez faim la première semaine, peut-être un peu la deuxième semaine, probablement plus trop la troisième semaine. Et ensuite, vous ne vous poserez même plus la question de savoir si vous avez faim ou non !

Et il n'y a rien de magique là-dedans. Comme bien souvent quand il s'agit de votre corps, tout ceci est lié à vos sécrétions hormonales. Et à une hormone en particulier : la ghréline.

La ghréline est une hormone produite dans l'estomac qui déclenche la faim. Ainsi, votre taux de ghréline est naturellement élevé juste avant un repas et redescend rapidement à la fin de ce repas. Ce qui ne veut pas dire que nous sommes condamnés à avoir faim...

- **La ghréline et ses effets sur l'appétit**

Dans une étude menée en 2009[1] (ce qui est étonnamment tard), les chercheurs des universités Columbia et Rockefeller ont découvert que la sécrétion de la ghréline est déterminée par le rythme circadien et l'heure à laquelle on prend habituellement ses repas.

> *« Les cellules qui produisent la ghréline ont des horloges circadiennes qui déclenchent sans doute l'appétit en anticipant l'arrivée de la nourriture. »*

Cela signifie donc trois choses :

· Si vous mangez tout le temps, votre sécrétion de ghréline ne sera pas régulée et vous serez susceptible d'avoir faim n'importe quand.

· Si vous consommez vos repas à heures régulières, vous limitez toute sensation de fringale intempestive au cours de la journée.

· Il est possible de modifier sa propre sécrétion de ghréline… tout simplement, en changeant l'heure de ses repas.

Pour faire court, il suffit de manger moins souvent pour avoir faim moins souvent. Bien sûr, prétendre que l'effet est immédiat serait vous prendre pour une buse ; il faut 4 à 7 jours pour que votre sécrétion de ghréline soit modifiée. La première semaine de jeûne intermittent est donc toujours la plus difficile mais les choses s'améliorent rapidement et on se sent nettement mieux dès la deuxième semaine.

---

[1] http://www.pnas.org/content/106/32/13582

Vous avez aussi remarqué que la ghréline s'organise principalement autour d'un cycle circadien, c'est à dire un cycle de 24h. Comme je l'explique dans FASTING, la façon la plus efficace de commencer le jeûne intermittent est donc d'adopter un protocole quotidien et d'y aller progressivement ensuite si on veut essayer d'autres méthodes.

- **La ghréline et ses effets sur le reste du corps**

Le paradoxe de la ghréline, c'est que ce n'est pas une hormone néfaste pour le corps ! En effet, outre son effet déclencheur sur l'appétit, la ghréline a d'autres effets intéressants, notamment la stimulation des fonctions cérébrales liées à l'apprentissage spatial et au développement de la mémoire.[2]

Si on se replace dans une perspective d'adaptation et d'évolution au fil des siècles, cela a un sens : le besoin de trouver de la nourriture stimule les compétences nécessaires afin d'assurer la survie !

Un autre avantage de la ghréline est sa capacité à lutter contre les symptômes liés à l'anxiété et à la dépression[3] lorsqu'ils sont provoqués par des niveaux élevés de stress. En conjuguant le jeûne intermittent avec la méditation et la cohérence cardiaque, on obtient donc un antidépresseur doublé d'un nootrope naturel et facilement accessible.

Et du point de vue de la santé et de la composition corporelle, la ghréline offre encore d'autres avantages,

[2] http://www.nature.com/neuro/journal/v9/n3/full/nn1656.html
[3] http://www.nature.com/neuro/journal/v11/n7/full/nn.2139.html

notamment sa capacité à stimuler la production d'hormone de croissance.[4] Cette hormone connue comme « l'hormone de jouvence » permet à la fois de brûler de la graisse, de fabriquer du muscle, de prendre de la force et de lutter contre le vieillissement !

Cela veut-il dire que le jeûne intermittent empêche d'être intelligent, rend dépressif et limite la production d'hormone de croissance ? Au contraire ! En régulant votre production de ghréline et en mangeant moins souvent, vous obtenez une sécrétion stable et durable plutôt que des pics inefficaces (et dangereux pour votre tour de taille)[5] tout au long de la journée.

Au final, vous avez donc moins faim et vous êtes en meilleur santé... et tout ceci coûte exactement zéro euro. Vraiment, vous devriez essayer.

---

[4] http://www.nature.com/nature/journal/v402/n6762/full/402656a0.html
[5] http://www.nature.com/ijo/journal/v33/n5/full/ijo200940a.html

CHAPITRE 8

Prévenir le diabète de type 2 grâce au jeûne intermittent

Craignez-vous de devenir diabétique ? Vous devriez peut-être... 5% de la population française est atteinte par cette maladie !

Et s'il est vrai que le diabète de type 1 est d'origine génétique (on nait avec et on doit vivre avec), le diabète de type 2 est avant tout lié au comportement de l'individu et en particulier à son alimentation.

• Diabète et prédiabète, de quoi s'agit-il ?

Le diabète est une élévation anormale du taux de sucre dans le sang (ou hyperglycémie) qui est lié à un dysfonctionnement du pancréas : cet organe chargé de produire de l'insuline pour métaboliser le sucre n'est plus en mesure de faire son travail et le taux de sucre sanguin augmente sans parvenir à se réguler. Conséquence : le sucre s'accumule alors dans le corps et devient toxique pour les organes, ce qui peut provoquer des conséquences graves (cécité, douleurs articulaires, insuffisance rénale...).

Le diabète de type 1 est une maladie auto-immune : le système immunitaire se dérègle et attaque les cellules du pancréas, qui sont alors progressivement détruites. Le malade doit alors s'injecter quotidiennement les doses d'insuline puisque son organisme n'en produit plus. Malheureusement, cette maladie est d'origine génétique et reste encore incurable à ce jour. Mais le diabète de type 1 ne concerne que 10% des diabétiques.

Presque neuf fois sur dix, la maladie est un diabète de type 2 : les tissus deviennent progressivement résistants à l'action de l'insuline en raison d'une surdose de cette dernière, généralement liée à une alimentation trop riches en sucres (ou en tout cas avec des pics de sucre sanguin trop fréquents).

Et même si vous n'êtes pas malade, il est possible de souffrir de prédiabète sans le savoir. Ce terme fait référence à un stade intermédiaire qui se caractérise par une glycémie plus élevée que la normale, mais pas suffisamment pour établir le diagnostic du diabète. Il s'agit d'un signal d'alarme à prendre au sérieux car les personnes prédiabétiques risquent de développer le diabète de type 2 à court terme, surtout si elles possèdent d'autres facteurs de risque : âge, surpoids, sédentarité, hypertension...

A noter que le terme de prédiabète est parfois contesté par les médecins (selon l'idée qu'on est malade ou qu'on ne l'est pas, mais qu'il n'y a pas de stade intermédiaire) et on parle alors d'insulino-résistance, puisque le corps résiste à l'action de l'insuline.

Le mécanisme n'est donc pas le même que pour le diabète de type 1 : l'insuline est normalement sécrétée par le pancréas mais elle ne fait plus autant d'effet sur les récepteurs. Par contre, les conséquences sont les mêmes ; l'excès de sucre s'accumule dans le sang et devient toxique.

Cela provoque une hypersécrétion d'insuline de la part du pancréas, qui redouble d'effort pour tenter de contrôler les taux de glucose sanguin. A l'usage, le pancréas s'épuise et le prédiabète devient un diabète de type 2.

En cas de doute (ou simplement pour se rassurer), la seule façon d'être fixé est de faire mesurer sa glycémie à jeun. Si le taux se situe entre 1,10 et 1,26 gramme par litre, on est atteint de prédiabète. La bonne nouvelle ? On peut se soigner quand on est prédiabètique... et le jeûne intermittent devient un protocole efficace.

• Le jeûne intermittent pour prévenir le diabète de type 2

Une fois qu'on a compris le mécanisme physiologique qui déclenche la maladie, la façon la plus simple de prévenir le diabète (ou le prédiabète) est d'agir sur deux leviers :

- Limiter sa sécrétion d'insuline
- Augmenter sa sensibilité à l'insuline

La première chose à faire est donc de surveiller l'index glycémique des aliments qu'on avale en limitant les « sucres simples » pour privilégier les « glucides complexes ».

Attention, la sagesse populaire en la matière est complètement à la ramasse ! Par exemple, beaucoup de féculents sont en fait des « sucres rapides » avec un index glycémique élevé : pomme de terre, pain blanc, céréales... Il peut donc être utile de se référer tout simplement à un tableau des index glycémiques.[6]

[6] http://www.diabete.fr/balance-glycemique/files/IG_FINAL.pdf

La deuxième chose à faire, c'est de manger plus de protéines et moins de glucides. Tout d'abord, parce que les études scientifiques nous indiquent qu'un régime faible en glucides améliore la sensibilité à l'insuline et réduit l'appétit[7]. Ensuite, parce que ça permet de sécréter plus de glucagon et moins d'insuline (un apport régulier de glucides maintient un taux d'insuline élevé dans le corps tandis qu'un apport régulier de protéines favorise la production du glucagon), or si l'insuline empêche le corps de brûler ses réserves, le glucagon est la voie rapide vers la combustion des graisses. Et maintenir une composition corporelle correcte est un facteur de prévention contre le diabète…

Enfin, la troisième chose à faire, c'est d'adopter un protocole de jeûne intermittent : Leangains, Steak & Eggs, Warrior Diet, Eat Stop Eat… Vous avez le choix ! Pourquoi faire ? Tout simplement parce que le jeûne intermittent améliore la sensibilité à l'insuline.

Une étude menée en 2011 par le docteur Benjamin Horne[8] vient d'ailleurs renforcer la piste du jeûne intermittent pour lutter contre le diabète :

> *« En plus de nos études précédentes qui démontrent que des décennies de jeûne régulier était associées à un risque plus faible de diabètes et de risques cardio-vasculaires, nous pensons avec cette dernière étude que le jeûne intermittent est la façon la plus impactante de limiter son risque de diabètes et les problèmes métaboliques liés à celui-ci. »*

CQFD.

---

[7] http://annals.org/article.aspx?articleid=718265

[8] https://www.sciencedaily.com/releases/2011/04/110403090259.htm

CHAPITRE 9

Les bienfaits du jeûne intermittent sur la santé cardiovasculaire

Avec moins de calories absorbées et un système hormonal optimisé, les bienfaits du jeûne intermittent sur la santé en général sont nombreux. Mais saviez-vous que le jeûne intermittent est également bénéfique pour votre santé cardiovasculaire ?

Une étude pilotée par le cardiologue Benjamin Horne au Intermountain Medical Center et publiée en 2008 permet en effet de conclure que le jeûne intermittent permet de réduire de 40% le risque de crise cardiaque[9] par rapport à une alimentation plus classique.

Selon le docteur Horne, l'effet bénéfique du jeûne intermittent est en grande partie lié à une meilleure sensibilité à l'insuline. Et la surprise vient de la dose minimale efficace : l'effet se fait ressentir à partir d'une seule journée de jeûne par mois !

Après ces résultats prometteurs, Benjamin Horne a donc poursuivi ses recherches sur les conséquences métaboliques et cardiovasculaires du jeûne de courte durée en obtenant des résultats enthousiasmants (publiés en 2013) : le jeûne intermittent provoque des changements

---

[9] http://www ncbi.nlm.nih.gov/pubmed/18805103

positifs dans les biomarqueurs métaboliques et la santé générale.[10] Il améliore notamment les niveaux de cholestérol et de triglycérides sanguins.

En scientifique prudent, le docteur Horne précise que les conséquences à long terme de ces changements sont encore inconnues mais il affirme aussi que la pratique d'un jeûne court et répété devrait être évaluée en tant que traitement préventif pour réduire le risque de maladies métaboliques.

Enfin, une méta-étude publiée en 2014[11] vient confirmer que le jeûne intermittent permet au moins deux choses :

- Réduire le poids corporel et la concentration sanguine de triglycérides et de glucose
- Améliorer les niveaux de cholestérol (baisse du LDL ou « mauvais cholestérol » et hausse du HDL ou « bon cholestérol))

Et les auteurs de l'étude de conclure : *« ces résultats préliminaires sont prometteurs pour l'utilisation du jeûne intermittent dans la modulation de divers facteurs de risque de maladies métaboliques. »*

Vous l'avez compris, non seulement le jeûne intermittent est sans danger (sauf si vous avez le syndrome de Gilbert), mais il offre en plus de nombreux bénéfices dont il serait dommage de se priver.

---

[10] http://www.ncbi.nlm.nih.gov/pubmed/23220077
[11] http://www.ncbi.nlm.nih.gov/pubmed/24739093

CHAPITRE 10

Le jeûne intermittent, un nootropique naturel et gratuit ?

Nootropics, nootropes, *smart drugs*... Les nootropiques désignent des substances favorisant de meilleures performances cognitives. Mais il y a peut-être une option encore plus simple et moins chère : le jeûne intermittent !

En effet, le docteur Mark Mattson, superstar des neurosciences et professeur à la Johns Hopkins University, a mené plusieurs expériences pour étudier les effets du jeûne intermittent sur le cerveau... et les résultats sont enthousiasmants.

L'une de ces études, publiée en 1989 (vous voyez que ça ne date pas d'hier !), a notamment testé les aptitudes cognitives des souris après un jeûne court. Et le résultat est constatable a l'oeil nu : les souris en état de jeûne sortent d'un labyrinthe plus rapidement que les autres.[12]

Le jeûne intermittent rendrait-il plus intelligent ? Eh bien à vrai dire, presque !

Le docteur Mattson s'est aperçu que le jeûne intermittent produit le même effet sur le cerveau qu'un exercice physique intense ou un exercice mental complexe. Le

[12] http://www.jneurosci.org/content/9/11/3728.full.pdf

cerveau produit alors des facteurs de croissance des fibroblastes (ou protéines FGF) qui viennent renforcer l'action des neurones et augmentant le nombre de connexions. Un véritable nootropique naturel !

Si vous souhaitez améliorer votre fonction cérébrale mais que vous n'êtes pas tenté par l'usage de substances exogènes, le jeûne intermittent est donc sans doute une méthode à essayer.

CHAPITRE 11

Entre médecine et cosmétique : un premier pas vers la vie éternelle ?

Lorsqu'on parle des bienfaits du jeûne intermittent, on évoque généralement la perte de poids par la réduction des calories ou la prévention du diabète grâce à une meilleure sensibilité à l'insuline voire les bénéfices pour l'hormone de croissance ou la santé cardiovasculaire. C'est déjà pas mal !

Mais si tous ces effets sur votre physique et votre santé ne vous suffisent pas, poussons l'analyse encore plus loin...

• Autophagie cellulaire : en quoi ça consiste ?

En limitant stratégiquement les calories sans pour autant cesser de vous alimenter, vous forcez votre corps à chercher de l'énergie ailleurs que dans le contenu de votre intestin, ce qui favorise la réparation cellulaire par le biais d'un processus qui s'appelle l'autophagie.

En résumé, c'est un processus qui amène vos cellules à se tourner vers leurs propres protéines endommagées pour trouver de l'énergie, ce qui met en place une sorte de système de nettoyage interne de vos cellules saines. Et cela n'a rien d'anecdotique ou de cosmétique car l'autophagie joue un rôle important dans...

· Le maintien de l'homéostasie (l'équilibre général de votre métabolisme) en permettant l'élimination et le remplacement continuel des protéines et des organites non fonctionnels.

· Le renforcement du système immunitaire à l'échelle de la cellule, en permettant l'élimination des pathogènes intracellulaires.

· L'adaptation et la survie des cellules soumises à des conditions de stress (et il est désormais clair que le stress est le mal du siècle).

- **Quelques applications concrètes du jeûne intermittent**

On sait que les cellules cancéreuses présentent généralement une capacité autophagique plus réduite que les cellules normales, ce qui amène de nombreux médecins à recommander à leurs patients atteints du cancer un protocole de jeûne intermittent afin de limiter la prolifération et l'inflammation des cellules tumorales. De nombreux témoignages attestent également que le jeûne permet de mieux supporter la chimiothérapie.

Pour une expérience cosmétique, faites un jeûne de 24 heures (en maintenant une bonne hydratation) et regardez l'état de votre peau. Vous serez surpris de l'efficacité de cette « recette beauté » qui coûte exactement 0 €.

Attention, si l'autophagie est un processus bénéfique à court terme, ce cycle peut être dangereux à long terme. C'est bien pour ça qu'on parle de jeûne intermittent et non de jeûne permanent. Il s'agit d'améliorer sa santé grâce à la diététique, pas de s'auto-détruire comme le font les anorexiques.

Gardez donc à l'esprit que les périodes de jeûne sont brèves et que dès que vous mangez à nouveau, une nouvelle cellule toute propre va remplacer l'ancienne cellule nettoyée, et ce cycle complet aide à prévenir la maladie et le vieillissement.

Cela ne vous rendra peut-être pas immortel... mais en nettoyant le système plus vite qu'on ne le salit, les hypothèses deviennent infinies.

CHAPITRE 12

Jeûne intermittent et syndrome de Gilbert : attention, danger !

Il semblerait que le jeûne intermittent ne soit pas recommandé si vous êtes atteint du syndrome de Gilbert.

Si vous ignorez de quoi il s'agit, le syndrome de Gilbert provoque une élévation de la concentration en bilirubine dans le sang (ou *hyperbilirubinémie*). Il s'agit d'une maladie génétique liée à la mutation du gène responsable de la production de bilirubine dans le sang.

Le diagnostic peut se faire grâce à un simple test sanguin qui évaluera le taux de bilirubine.

A noter que le principal symptôme est le jaunissement de la peau ou du blanc des yeux (la fameuse « jaunisse ») mais l'inflammation des voies biliaires ou du foie peuvent également être des signes sous-jacents de l'apparition de la maladie.

Comme toute maladie génétique, il n'y a aucun moyen de l'éviter (en tout cas en 2015, mais que nous réserve la science ?) ; on ne peut que constater son apparition après de nombreuses années sans s'être manifestée.

La maladie n'étant pas dangereuse, le traitement n'est pas obligatoire mais peut être envisagé lors d'une production trop importante du pigment jaune afin de l'éliminer grâce à des médicaments et réduire la jaunisse.

Toujours est-il que le jeûne intermittent semble accroître les symptômes de la maladie de Gilbert, il n'est donc pas recommandé si vous en êtes atteint.

Le cas échéant, consultez votre médecin avant de jouer avec votre santé.

PARTIE 3

TORDRE LE COU AUX IDÉES REÇUES

CHAPITRE 13

La boulette de Harvard : sauter le petit-dej ne fait pas mourir

On a tous été élevés de la même manière, pas vrai ? *Le petit-déjeuner est le repas le plus important de la journée.* Point final, il n'y a pas à discuter ! Pourtant, rien (mais vraiment rien) ne prouve que ce principe est fondé scientifiquement.

Oh, je sais bien, on a tous lu un article dans un magazine (mais lequel ?) qui parlait de cette étude (mais laquelle ?) qui établit une corrélation entre le fait de bien manger le matin et de moins manger ensuite. Je répète : une corrélation.

Attention, je ne vous dis pas d'oublier le petit-déjeuner. Mais rien ne doit non plus vous forcer à en prendre un.

L'important, c'est de trouver une façon de manger qui corresponde à vos envies et vos besoins, et surtout qui corresponde à votre mode de vie. Certains ont vraiment du mal à manger le matin et il n'y a aucune raison de les forcer à commencer la journée par quelque chose de désagréable. D'autres trouvent que bien manger le matin leur évite de grignoter le reste de la journée et il serait donc bien dommage de se priver d'un tel effet de régulation de l'appétit.

Mais de grâce, cessez de penser que le petit-déjeuner est le repas le plus important de la journée. Tous les repas sont les plus importants de la journée : vos choix alimentaires sont bien plus importants que l'heure à laquelle vous mangez.

Et cessez de croire tout ce que vous pouvez lire dans les magazines et sur Internet, ou alors essayez de décortiquer l'article en regardant la référence scientifique qui va avec. Vous voulez un exemple ?

• Vous allez tous mourir (certains plus vite que d'autres)

Prenons ce magnifique article du *Huffington Post* daté du 22 juillet 2013, qui nous explique que ne pas prendre de petit-déjeuner augmente le risque de crise cardiaque. Carrément. N'ayons pas peur d'effrayer le lecteur.

Faut-il s'inquiéter ? J'en doute. Ce scoop estival repose sur une étude promue par des chercheurs de l'école de santé publique de Harvard, ou par le département des relations publiques de la même école (on ne sait pas trop). A les croire, ne pas prendre de petit-déjeuner augmente le risque de crise cardiaque de 27%. Pas plus, pas moins.

Mais regardons de plus près les résultats de cette étude…

- Les chercheurs ont comparé un échantillon de plus de 23 000 personnes qui prennent un petit-déjeuner avec un échantillon de 3000 personnes qui n'en prennent pas. Ce n'est pas vraiment ce qui s'appelle une comparaison équilibrée, mais passons.

· Le taux de crise cardiaque du groupe « avec » est de 5,77% quand celui du groupe « sans » est de 5,05%. Ce qui veut donc dire, en faisant des mathématiques de base, que ceux qui prennent un petit-déjeuner ont un risque plus élevé de 14% par rapport à ceux qui n'en prennent pas… alors que l'article du *HuffPo* dit le contraire.

· En regardant les modes de vie des « cobayes », on s'aperçoit que d'autres variables apparaissent, par exemple la consommation de tabac. On remarque par exemple que dans le groupe « sans », il y a proportionnellement trois fois plus de fumeurs réguliers que dans le groupe « avec ». Faut-il en déduire que ne pas prendre de petit-déjeuner amène les gens à fumer ?

· Outre la question de tabac, on remarque aussi que les personnes du groupe « sans » font moins de sport, consomment plus d'alcool et passent plus de temps assis devant la télé. Je ne suis pas médecin mais il me semble que ce sont là des facteurs de risque en termes de santé cardiaque…

· Et puis, on remarque aussi que ceux du groupe « sans » sont plus souvent célibataires, or les célibataires sont généralement plus stressés donc plus sujets aux problèmes cardiaques.

Mais d'ailleurs, cela veut-il dire que ne pas prendre de petit-déjeuner augmente vos chances de rester célibataire ? Je ne sais pas, je ne sais plus, on s'y perd…

On pourrait aussi s'attarder sur les autres facteurs tels que le cholestérol, le diabète, la tension artérielle, le taux de masse grasse... Mais tout ceci deviendrait ennuyeux pour la plupart des gens.

Par contre, si on prend le temps de le faire, on s'aperçoit que prendre ou ne pas prendre de petit-déjeuner n'a absolument plus aucune incidence statistique. Pour le dire plus simplement : il n'y a aucun lien entre le fait de prendre ou non un petit-déjeuner et le fait de risquer une crise cardiaque.

Dès lors, que faire ? Eh bien pas grand-chose.

- **Le stress vous tuera avant le petit-dej**

Si vous ne preniez pas de petit-déjeuner jusqu'à aujourd'hui et que vous commencez demain, il y a peu de chances que cela diminue vos chances de faire une crise cardiaque. Donc faites ce qui vous convient, et surtout ce qui marche pour vous.

Mais ne transformez pas radicalement votre mode de vie parce que vous avez lu un article dans la presse. Le stress généré par de genre de déclarations alarmistes est sans doute bien plus dangereux pour votre cœur que d'avaler ou non un repas en vous levant.

Et l'impact sur la prise de poids ? Je ne sais pas... Mais je connais assez peu de personnes obèses qui oublient de manger, quelle que soit l'heure de la journée.

CHAPITRE 14

Alimentation matinale : briser le mythe du petit-déjeuner

En lisant le chapitre précédent, vous aurez peut-être compris où je veux en venir : la méthode la plus souvent retenue pour le jeûne intermittent est tout simplement d'augmenter sa période de jeûne nocturne en ne prenant pas de petit-déjeuner.

Forcément, ça heurte nos convictions profondes. Le médecin scolaire nous a si souvent expliqué qu'il fallait bien manger le matin : un laitage, un fruit, des céréales... Et vous entendez le même prêchi-prêcha dans les émissions de télévision.

D'ailleurs, il y a une certaine raison à cela : une étude menée en 2008 a montré que les personnes qui prenaient un petit-déjeuner dense en calories ont perdu plus de poids que ceux qui n'ont pas pris, la théorie retenue étant qu'un apport calorique conséquent plus tôt dans la journée conduit les gens à moins grignoter dans la journée donc à réduire leur apport calorique global (et donc à perdre du poids).

Par ailleurs, les chercheurs avancent que la sensibilité à l'insuline étant plus forte le matin, les calories ingérées ont moins de risque d'être stockées sous forme de graisse, ce qui nous mène donc à la pseudo-science qui vous invite à petit-déjeuner comme un roi, déjeuner comme un prince et dîner comme un pauvre.

Mais, mais, mais, mais. Cette étude, quoique sérieuse, ne peut pas être prise pour une vérité absolue.

- **Le chiffre qui fout tout par terre**

Un exemple ? 90% des Américains prennent un petit-déjeuner... et 50% des Américains sont en surpoids. Si prendre un petit-déjeuner est censé vous faire perdre du poids, il y a un souci quelque part.

Et pour cause. La sensibilité à l'insuline n'est pas particulièrement élevée le matin ; elle est élevée après une période de jeûne de 8 à 10 heures, qui se produit donc naturellement pendant le sommeil. Et plus précisément, la sensibilité à l'insuline est élevée lorsque les stocks de glycogène hépatique (le sucre que vous stockez dans le foie) sont vides, ce qui est également produit par une période de jeûne, qu'il doit diurne ou nocturne.

L'idée de base du jeûne intermittent est donc qu'en prolongeant la période de jeûne au-delà de 8 à 10 heures, la sensibilité à l'insuline est encore plus élevée, ce qui améliore très nettement le métabolisme des glucides... et le métabolisme tout court. Bref, le petit-déjeuner n'est pas le Saint-Graal de la perte de poids.

Vous pouvez en prendre ou ne pas en prendre, la question est avant tout de savoir combien de temps vous restez à jeun entre vos repas... Ce qui nous amène à la question suivante.

CHAPITRE 15

Fréquence alimentaire : briser le mythe des 6 repas

Si vous avez lu un livre de nutrition sportive ces 20 dernières années, vous avez sans doute lu qu'il faut s'alimenter en faisant 5 à 6 (petits) repas par jour, sur le thème « *3 repas plus 3 collations* ».

Et si vous avez essayé, vous avez remarqué que c'est particulièrement ingérable et contraignant. La théorie de cette méthode est que manger plus souvent accélère le métabolisme : manger augmente le métabolisme en produisant de la chaleur donc manger plus souvent devrait augmenter le métabolisme encore plus.

Sauf que cela n'a jamais été scientifiquement prouvé.

• L'effet thermique et la satiété

A vrai dire, l'effet thermique des aliments dépend simplement de leur valeur calorique et des nutriments qui les composent, pas de leur fréquence d'absorption. Donc manger 10 fois par jour ou 2 fois par jour produit rigoureusement la même dépense énergétique si tant est qu'on absorbe la même quantité (et la même qualité) de nourriture.

Par contre, une autre étude a montré que manger plus souvent limite la sensation de satiété car on mange moins donc on est moins susceptible de « se sentir plein », ce qui peut être frustrant… et finalement mener à une hausse de l'apport calorique. A l'inverse, les gens qui mangent des repas plus copieux sont plus satisfaits et donc moins susceptibles de déraper.

Et si on ramène tout cela au jeûne intermittent, chacun comprendra que si l'on ne mange que pendant une période de 4 heures ou 8 heures chaque jour, il est difficile de faire plus de 2 ou 3 repas.

• Aux origines de l'erreur : une distorsion de la logique

Vous vous demandez peut-être de quel droit je conteste tous ces bouquins et ces diététiciens qui vous recommandent de manger 6 petits repas par jour ? D'abord, je ne suis pas le seul à contester cela. Ensuite, c'est tout simplement parce que cette idée est liée à une déduction logique… qui s'avère être fausse.

En effet, il y a deux raisons principales à l'origine de ce dogme des 6 repas quotidiens.

La première est liée à la production de chaleur, comme indiqué en début de chapitre. Lorsque vous mangez un repas, votre corps brûle des calories en produisant de la chaleur afin de digérer ce repas. Il pouvait donc sembler logique de penser qu'en mangeant des petits repas toute la journée, on pouvait brûler des calories supplémentaires en permanence.

Malheureusement, cette hypothèse a été invalidée par la science : que vous mangiez 2500 calories réparties tout au long de la journée ou 2500 calories en une seule fois, votre corps va brûler le même nombre de calories pour métaboliser la nourriture ingérée. Donc même si l'idée de base semble séduisante, elle revient surtout à se compliquer la vie pour rien.

La seconde raison qui devrait nous pousser à manger des repas plus petits mais plus fréquents repose sur l'idée que lorsque vous mangez des repas plus petits, vous êtes moins susceptible de trop manger lors de vos repas réguliers.

Là encore, la science a démontré que faire des repas plus petits conduit à ne jamais ressentir de sensation de satiété, ce qui amène facilement à faire des écarts de régime au fil du temps. Par ailleurs, il suffit de manger seulement 50 calories de trop à vos 6 repas pour être en excès de 300 calories à la fin de la journée, ce qui vous ferait globalement prendre 1 kilo de graisse corporelle par mois...

Enfin, si vous aimez les images simples à comprendre : pensez-vous que Janluc Grokayou, homme préhistorique de son état, sortait son smartphone pour bien vérifier qu'il mangeait son petit sandwich au smilodon toutes les trois heures ? Pas vraiment.

Il mangeait ce dont il disposait quand il le pouvait et son corps s'est adapté pour fonctionner de manière optimale pendant le reste de la journée même en mangeant sporadiquement. Or nous sommes ses descendants et son ADN coule dans nos veines.

CHAPITRE 16

Alimentation nocturne : vous pouvez manger le soir (sans grossir)

Dans la droite ligne des croyances sur le petit-déjeuner prétendument indispensable à une bonne santé (et vous avez maintenant compris que ce n'est pas le cas), une croyance inverse a émergé au sujet du dernier repas de la journée : un diner conséquent mènerait tout droit vers l'obésité.

Là encore, c'est une logique bancale qui est à l'œuvre : en allant vous coucher après avoir mangé, votre corps ne serait pas en mesure de brûler les calories ingérées. Heureusement pour vous, pour nous, et pour l'avenir des repas entre potes, cette idée est totalement fausse.

• Vous n'êtes pas une horloge, votre estomac n'a pas d'horaire

Votre corps ne stocke pas la graisse plus facilement la nuit qu'à d'autres moments de la journée ; ce qui compte est de savoir si vous brûlez plus de calories que vous n'en ingérez au fil des jours, mais pas dans un espace-temps contraint de 24 heures.

N'oubliez pas cette donnée scientifique importante : à ration globale égale, l'heure à laquelle vous mangez n'a aucune incidence sur la prise de poids.

Ce qu'il faut prendre en compte, c'est votre attitude face à la nourriture. Par exemple, si sauter le petit-déjeuner vous conduit à engloutir tout ce qui passe à votre portée dès 11h du matin, alors ce n'est sans doute pas une bonne option pour vous.

De même, si prévoir un gros diner le soir vous amène à manger jusqu'à plus d'heure, mieux vaut éviter ce type de situation. Mais la question est bien votre attitude et votre ration calorique, pas l'heure de vos repas.

- **Ce que dit la science : manger la nuit ne fait pas grossir**

Une étude a été menée par des chercheurs israéliens désireux d'en avoir le cœur net sur la question. Ainsi, pendant six mois, ces chercheurs ont comparé des personnes qui mangeaient leur repas le plus copieux au petit-déjeuner avec d'autres personnes qui prenaient leur repas le plus copieux au dîner (20 heures ou plus tard).

Résultats de l'étude : les participants qui mangeaient le soir étaient plus satisfaits de leurs repas, ont perdu plus de graisse et ont réduit leur circonférence abdominale de façon plus marquée (10% de différence dans les deux cas !).

Faut-il en déduire qu'il faut manger son plus gros repas le soir pour devenir gaulé comme Captain America ? N'allons pas si loin, ce n'était pas ce que l'étude a démontré (les autres paramètres étant nombreux). Mais la conclusion claire est qu'un repas nocturne n'est pas un raccourci vers une grosse bedaine.

• Devez-vous faire de gros diners ?

La question n'est pas de savoir si vous devez manger beaucoup le soir mais *pourquoi* vous mangez beaucoup le soir. Si c'est parce que c'est plus simple pour vous de réserver vos calories à un gros diner afin de vous simplifier la vie pendant le reste de la journée, alors il n'y a aucune raison de changer !

Par contre, beaucoup de gens grignotent le soir parce qu'ils s'ennuient ou parce qu'ils sont stressés (ou parce qu'ils ont la flemme de cuisiner un vrai diner) et ils finissent alors par consommer trop de calories. Or vous l'avez retenu : les calories, c'est ça qui compte !

Si vous faites partie de cette catégorie, il pourrait donc être utile de revoir votre façon de manger, soit en préparant votre diner à l'avance (la veille, par exemple) soit en dinant plus tôt et en conservant une petite fenêtre de tir pour un snack éventuel avant d'aller au lit. Mais si ce petit snack se transforme en vrai repas, voire en trois repas, alors vous avez un problème... et il faut trouver une solution.

• Manger ou dormir, il faut choisir

Par ailleurs, s'il est juste que manger le soir (en particulier des glucides) peut vous aider à dormir, cela peut aussi raccourcir votre nuit. En effet, si vous êtes en train de manger, c'est que vous n'êtes pas en train de dormir ! Vous pouvez donc manger le soir mais je vous recommande chaudement de prévoir une heure de fin pour votre orgie.

Ne perdez pas de vue que la qualité de votre sommeil est au moins aussi importante que la qualité de votre alimentation et que les deux sont intimement liés. En cas de privation de sommeil, le métabolisme est ralentit et l'appétit est augmenté, ce qui signifie qu'on est susceptible de manger plus tout en dépensant moins. Exactement l'inverse de ce qu'on souhaite obtenir !

Vous aimez les chiffres ? Les chercheurs de l'université Wake Forest (en Caroline du Nord) ont découvert que les personnes qui dormaient cinq heures ou moins chaque nuit ont pris environ 2,5 fois plus de graisse abdominale que les personnes dormant 6 à 7 heures. A bon entendeur… Bonne nuit.

PARTIE 4

LES PROTOCOLES CLASSIQUES

CHAPITRE 17

Protocole Leangains : la méthode 16/8 de Wolverine

Popularisée par Martin Berkhan sous le nom « *Leangains* », la méthode 16/8 consiste à alterner des périodes de jeûne de 16 heures avec des fenêtres d'alimentation de 8 heures. Durant cette fenêtre d'alimentation, vous pouvez manger ce que vous voulez (en respectant vos macros...) et le nombre de fois que vous voulez (en général, ça consiste à faire 2 ou 3 repas).

• Intérêts et bienfaits de la méthode 16/8

L'intérêt principal de la méthode Leangains est qu'elle a été conçue pour les sportifs et qu'elle s'adapte aussi bien à un mode de vie sédentaire qu'à des entraînements soutenus, notamment en raison de la manipulation hormonale (naturelle) qui en résulte : vous obtenez chaque jour une sécrétion soutenue d'hormone de croissance, ce qui favorise à la fois la construction musculaire et la lipolyse. C'est pour ça que Hugh Jackman utilise ce protocole pour devenir Wolverine !

L'autre intérêt de la méthode 16/8 est qu'elle s'organise autour d'une pratique quotidienne, ce qui permet une adaptation rapide du taux de ghréline donc une sensation de faim assez rare (ou en tout cas qui se dissipe rapidement). Et comme les repas sont assez copieux, la sensation de satiété est suffisamment marquée à chaque fois pour être satisfaisante, ce qui limite toute envie de grignotage.

• Inconvénients et difficultés du protocole 16/8

Très honnêtement, il y a peu de difficultés avec la méthode Leangains. La première semaine peut être un peu compliquée parce qu'on se fait tout un monde de cette fenêtre de 8 heures pendant laquelle on a le droit de manger, mais on s'adapte assez rapidement et cela devient très vite naturel. La seule complication à prévoir est en cas d'emploi du temps trop fluctuant : l'idée étant de manger sur une plage horaire similaire chaque jour, c'est difficile à mettre en œuvre si on a des horaires décalés ou un planning hebdomadaire changeant.

Autre cas particulier : les sportifs contraints de s'entraîner de bonne heure. Il faut alors choisir entre manger tôt (et donc s'arrêter de manger tôt…) ou attendre plusieurs heures pour s'alimenter et risquer ainsi d'entraver sa récupération. Il n'y a pas de réponse universelle à cette question, il faut trouver une réponse adaptée à l'objectif poursuivi (performance, entretien, perte de poids, gain de force…).

• Comment pratiquer la méthode 16/8

La mise en œuvre de la méthode 16/8 est très simple : ne prenez pas de petit-déjeuner (c'est la méthode la plus simple pour allonger la période du jeûne nocturne) et trouvez une fenêtre d'alimentation qui colle avec vos horaires de travail et votre mode de vie. Il n'y a strictement aucune règle absolue pour l'agenda, c'est à vous de faire ce qui vous arrange… et ce qui est durable.

Dans mon cas, la fenêtre d'alimentation est (globalement) de 13h à 21h. Que je travaille depuis chez moi ou depuis un bureau, que je sois en week-end ou en vacances, c'est ce qui colle le mieux avec mon mode de vie. J'imagine d'ailleurs que cela doit coller avec pas mal de plannings, mais ça peut aussi être de 12h à 20h, de 14h à 22h… A vous de voir !

- **La règle d'or du protocole 16/8**

Soyez cool. La fenêtre de 8h pendant laquelle vous avez le droit de manger n'est pas une prison. Si vous jeûnez pendant 17h ou 18h, le monde ne s'écroulera pas. Idem si vous mangez sur une période de 9h ou même de 10h pour une raison ou pour une autre. Fixez-vous un agenda et faites au mieux pour vous y tenir, mais ne paniquez pas si vous sortez des clous.

Si vous merdez, merdez (juste) un peu. Ce n'est pas la peine de tout foutre en l'air parce que vous avez eu un (petit) moment de faiblesse. Décalez légèrement votre fenêtre le jour suivant en mangeant pendant 6h ou 7h. Allégez vos repas du lendemain si vous avez abusé la veille. Bref : restez souple, adaptez-vous et retrouvez le chemin de la réussite.

CHAPITRE 18

Warrior Diet : le régime du guerrier façon Spartacus

« *The Warrior Diet* » ou « le régime du guerrier » (*oh yeah !*) est le titre d'un livre publié par Ori Hofmekler en 2002, qui a donné son nom à la méthode de jeûne intermittent qu'il a popularisé. Et si vous avez lu le chapitre précédent sur le protocole Leangains, vous allez vite comprendre : le régime du guerrier consiste à jeûner chaque jour pendant une durée de 20h avec une fenêtre d'alimentation de 4 heures dans la journée.

Comme son nom l'indique, ce modèle d'alimentation est inspiré de la diète des guerriers de l'Antiquité : centurions romains, soldats spartiates... Ils mangeaient en fait deux fois par jour : un repas très conséquent le soir et (parfois) un repas plus léger le matin. Enfin, c'est ce que raconte Ori Hofmekler ; moi, je n'étais pas là à l'époque.

Vous l'aurez noté : ce n'est techniquement plus du jeûne si on mange le matin et le soir, donc les pratiquants dogmatiques du jeûne intermittent disent que c'est bon à jeter à la poubelle.

Je n'entrerai pas dans ce débat là mais je vous propose une solution toute simple que beaucoup de gens ont déjà adopté : on oublie le petit-dej et on se contente du large repas du soir (voire on en fait deux), comme ça tout le monde est content (sauf ceux qui voulaient manger le matin, mais il faut savoir faire des compromis).

• Intérêts et bienfaits de la diète du guerrier

La méthode *Warrior Diet* offre deux avantages très évidents. Premièrement, en allongeant la période du jeûne à une durée de 20 heures par jour, on augmente la sensibilité à l'insuline et le bénéfice de la sécrétion hormonale, ce qui favorise très clairement la perte de graisse, notamment abdominale.

Ensuite, en mangeant un seul repas par jour, on limite vraiment le risque d'ingurgiter trop de calories, ce qui est encore le meilleur moyen de perdre du poids et/ou de rester en forme.

C'est d'ailleurs un des avantages souvent cités avec cette méthode : tant qu'on avale assez de protéines et de vitamines, on peut composer ses repas à peu près n'importe comment, y compris avec de la *junk-food*, et obtenir des résultats satisfaisants en ce qui concerne la composition corporelle. C'est injuste pour ceux qui avalent du fenouil bouilli 6 fois par jour, mais c'est comme ça.

Enfin, le dernier avantage qu'on peut avancer, c'est que manger une fois par jour sans se compliquer la vie avec le contenu de son assiette facilite grandement le processus et évite de se prendre la tête, ce qui limite les risques de se planter.

• Inconvénients et difficultés de la *Warrior Diet*

Parmi les inconvénients de la diète du guerrier, on peut citer la faim, tout simplement. La première semaine n'a rien d'évident si on s'ennuie, si on est stressé ou si on a tout simplement l'habitude de grignoter. Mais on peut aussi opter pour un processus d'adaptation sur deux-trois semaines, en commençant par exemple par le protocole Leangains pendant une semaine puis en décalant au fur et à mesure le début de la fenêtre d'alimentation.

L'autre difficulté si l'objectif n'est pas de perdre du poids (et c'est souvent le cas), c'est d'avaler suffisamment de calories et de nutriments en un seul repas lorsqu'on décide de s'alimenter correctement. Ingurgiter 2000 calories en un seul repas en se basant sur des blancs de poulet, des brocolis et des haricots rouges, cela n'a rien d'évident ni de confortable... ce qui explique que beaucoup de gens préfèrent l'option du hamburger-frites !

• Utilité ponctuelle de la diète du guerrier : anniversaires, fêtes, sorties...

Adopter quotidiennement la *Warrior Diet* peut sembler un peu rebutant ou insociable, mais c'est un outil précieux en période festive : on avale facilement 2000 calories dans un repas de fête un peu arrosé, voire beaucoup plus en certaines occasions (Noël, Aïd, Pessah, Thanksgiving...).

Et comme on n'hésite généralement pas à reproduire un peu la fête pendant quelques jours, la surcharge calorique devient conséquente et l'estomac commence à souffrir dès le réveil.

La parade est donc toute trouvée ! En ne mangeant pas pendant la journée, vous optimisez votre environnement hormonal et vous créez un déficit énergétique qui sera largement comblé par votre festin nocturne. Au final, vous vous retrouvez avec un bilan calorique quotidien qui reste acceptable et les effets hormonaux du jeûne limitent la casse... Pensez-y la prochaine fois que vous préparez une soirée raclette !

- **Comment pratiquer la *Warrior Diet***

La mise en pratique de la diète du guerrier est très simple : attendez qu'il soit 18h (ou 19h) pour commencer à manger. Pour beaucoup de gens, il suffit d'attendre de rentrer du boulot. Pour celles et ceux qui travaillent en *home-office*, c'est parfois un peu plus compliqué mais on s'adapte vite.

On pourrait débattre longtemps de l'aspect « santé » de cette *Warrior Diet* quand on utilise de la *junk-food* mais ce n'est pas le propos ici. Lorsque je vivais en Thaïlande, je me suis nourri comme ça pendant environ 1 mois (sans avoir intériorisé ni théorisé la méthode). Je travaillais toute la journée pour honorer une commande éditoriale puis je partais faire du jet-ski ou de la boxe (suivant l'humeur du jour) et je dinais le soir dans un *fast-food* ou un buffet local avant de manger une glace artisanale 2-3 heures après, en me baladant dans les rues.

Les diététiciens et les nutritionnistes auraient sans doute beaucoup à y redire. N'empêche que j'ai perdu environ 1 kilo par semaine, j'avais l'esprit très clair pendant que je travaillais, et j'étais d'excellente humeur rien qu'en pensant à mon repas du soir lorsque j'avais des petites fringales en journée.

Rien n'indique que la perte de poids aurait perduré *ad vitam aeternam* (c'est de toute façon impossible) mais c'est quand même vachement cool de s'alimenter comme Aragorn et Leonidas !

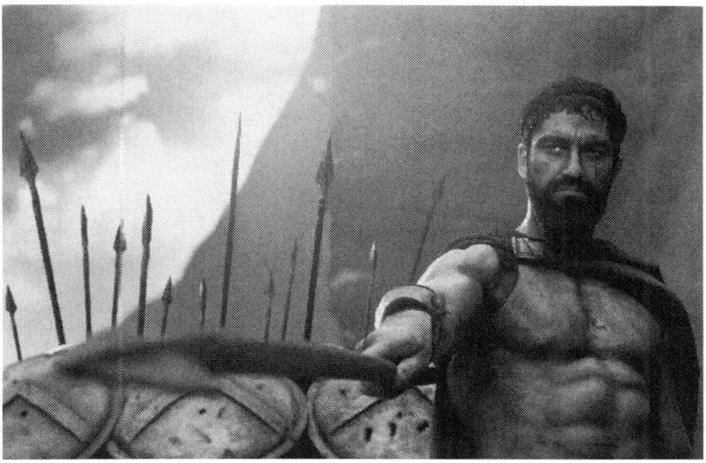

CHAPITRE 19

24h et flexibilité : la méthode Eat Stop Eat

Parfaitement inconnu en France, Brad Pilon est pourtant l'une des premières personnes à avoir parlé du jeûne intermittent comme d'un mode de vie plutôt que d'un régime ponctuel, notamment en publiant le livre *Eat Stop Eat*, l'ouvrage le plus complet à ce jour sur le jeûne intermittent flexible pendant 24h.

Et le principe est simple : il suffit de s'abstenir de manger pendant 24h une à deux fois par semaine, peu importe de quel jour il s'agit. Par exemple, si vous finissez de dîner mardi à 20h30, attendez mercredi à 20h30 pour recommencer à manger.

• Intérêts et bienfaits de la méthode Eat Stop Eat

Le principal intérêt de la méthode Eat Stop Eat (et du jeûne de 24h en général) est que c'est un protocole qui s'adapte à tous les modes de vie et qu'il est assez difficile d'échouer puisque la règle est simple : ne pas manger avant le dîner (ou avant le déjeuner, mais je vous recommande vraiment d'opter pour l'option du dîner, c'est beaucoup plus facile).

Le deuxième intérêt du jeûne de 24h est qu'il cumule les bienfaits du jeûne intermittent avec une réduction calorique très nette (surtout si vous jeûnez deux fois par semaine) donc le résultat est rapidement visible en ce qui concerne la composition corporelle (une perte de 500g par semaine n'est pas rare) sans que votre taux de leptine en soit affectée (donc votre perte de poids est continue).

Enfin, le fait que ce jeûne soit flexible et que vous puissiez changer les périodes de jeûne chaque semaine vous laisse libre de maintenir une vie sociale satisfaisante sans avoir à refuser un déjeuner parce que vous jeûnez ce jour-là.

- **Inconvénients et difficultés du protocole Eat Stop Eat**

Comme pour le protocole Leangains, la méthode Eat Stop Eat a relativement peu d'inconvénients, la seule difficulté étant de se faire à l'idée de ne pas manger pendant 24h...

- **Comment pratiquer la méthode Eat Stop Eat**

Pour adopter le protocole Eat Stop Eat, il suffit de choisir un jour de la semaine pendant lequel vous ne mangez pas pendant 24h. Pour débuter, choisissez de préférence un jour où vous avez plein de choses à faire, cela vous occupera l'esprit et limitera vos pensées tournées vers la nourriture. Gardez également une bouteille d'eau à portée de main, cela vous évitera d'éventuelles migraines (et une haleine de chacal).

Si l'idée de ne pas manger pendant 24h vous semble vraiment difficile, je vous recommande de commencer par 2-3 semaines de la méthode 16/8 avant d'adopter le protocole Eat Stop Eat, ce qui permet de dompter la ghréline, de mettre en place les bons processus métaboliques et de s'habituer à l'idée de ne pas manger pendant plusieurs heures afin de profiter pleinement des bienfaits du jeûne intermittent.

- **Utilité ponctuelle du protocole Eat Stop Eat : anniversaires, fêtes, sorties...**

Comme pour la Warrior Diet qui utilise un jeûne de 20h, la méthode Eat Stop Eat et son jeûne de 24h sont des alliés précieux en période festive : en ne mangeant pas pendant la journée, vous optimisez votre environnement hormonal et vous créez un déficit énergétique qui sera largement comblé par votre festin nocturne. Au final, vous vous retrouvez avec un bilan calorique quotidien qui reste acceptable et les effets hormonaux du jeûne limitent la casse... Enjoy !

CHAPITRE 20

Steak & Eggs Diet : la méthode de Vince Gironda

Quand il s'agit de régime pour perdre du poids, la mode est de compliquer les choses pour se donner l'air intelligent et convaincre les foules que *tout cela est scientifique*.

Pour autant, ce n'est pas parce que quelque chose est à la fois efficace et scientifiquement prouvé qu'il doit être compliqué. Pour preuve : la Steak & Eggs Diet élaborée par Vince Gironda… dans les années 40 !

Si vous ne savez pas qui était Vince Gironda, c'est tout à fait normal. C'est une icône de l'âge d'or du bodybuilding qui préférait soulever de la fonte et entraîner des athlètes que parler à la presse.

Doté d'un QI de 150 et d'un physique à faire pâlir d'envie n'importe quel superhéros en costume, il a notamment formé Lou Ferrigno, Frank Zane et Arnold Schwarzenegger. Excusez du peu.

Par ailleurs, il était le meilleur ambassadeur de ses méthodes d'entrainement et de nutrition…

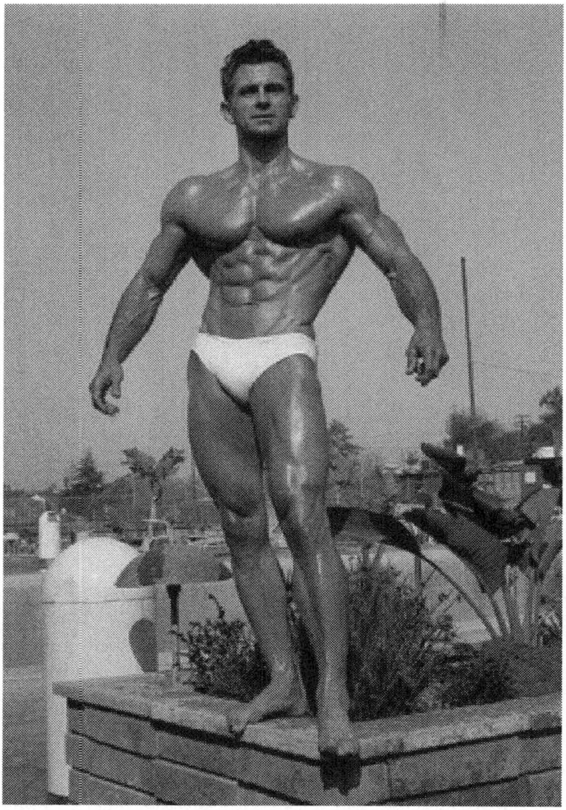

• Les principes de la Steak & Eggs Diet

La méthode Steak & Eggs est sans doute le régime alimentaire le plus simple à comprendre et à mettre en oeuvre :

· Deux repas par jour : petit-déjeuner et dîner ou déjeuner et dîner (à vrai dire, ces appellations sont avant tout usuelles puisque vous mangez à l'heure que vous voulez).

· Repas n°1 : 350g à 650g de steak avec 4 à 6 oeufs.

· Repas n°2 : la même chose que pour le repas n°1.

· Vous pouvez faire cuire vos steaks dans du beurre et préparer vos oeufs comme vous le souhaitez (entiers, brouillés, au plat...). Le sel, le poivre et les épices sont bien sûr autorisés.

· Vous pouvez boire de l'eau plate, de l'eau gazeuse, du café noir ou du thé non sucré (mais ni lait, ni soda, ni jus de fruits).

· Tous les 6 à 7 jours, vous faites un *cheat day* (jour de triche) pendant lequel vous mangez ce que vous voulez : glaces, pizzas, frites... Rien n'est interdit.

Comme vous pouvez le constater, les consignes sont simples : pas de glucides, pas de légumes verts, pas de boissons sucrées, pas de compléments alimentaires... Sauf pendant le *cheat day*, où vous pouvez consommer ce que vous voulez !

• Steak & Eggs Diet : pourquoi ça fonctionne

Aussi longtemps que vous pouvez supporter la monotonie de ce protocole alimentaire qui consiste à faire les deux mêmes repas par jour pendant 5 à 6 jours, la méthode Steak & Eggs est très efficace pour la perdre du poids. Et il y a au moins 3 raisons à cela.

· *Raison n°1 : c'est un régime cétogène*

En ne mangeant pour ainsi dire aucun glucide au profit des protéines et des lipides, on force le corps à bruler rapidement les réserves de glycogène (le sucre stocké dans le foie et les muscles) et à produire des corps cétoniques. Conséquence : on ne ressent pas la sensation de faim et on brule les graisses corporelles à la vitesse grand V.

A noter cependant que la première semaine, on perd beaucoup de poids mais on perd surtout de l'eau puisqu'on vide ses stocks de glycogène. Un gramme de sucre pouvant retenir environ 4 grammes d'eau, il est tout à fait possible de perdre 3 à 4 kilos pendant les premiers jours... et il n'y a donc rien de miraculeux dans les chiffres affichés par votre balance.

· *Raison n°2 : c'est une forme de jeûne intermittent*

En faisant deux repas par jour, peu importe l'heure où l'on mange, on organise une forme de jeûne intermittent. Or si les bienfaits du jeûne intermittent sur la santé sont nombreux, c'est aussi une technique efficace pour mettre en place un environnement hormonal propice à la perte de poids, notamment en augmentant la sensibilité à l'insuline et en favorisant une hausse de l'hormone de croissance.

A noter qu'on peut même renforcer l'effet du protocole Steak & Eggs en mangeant un déjeuner et un diner dans une fenêtre d'alimentation de 8h, ce qui rejoint les préconisations de la méthode Leangains. Cela permet aussi de limiter toute sensation de faim, les bénéfices du jeûne intermittent venant renforcer l'effet de satiété de la diète cétogène.

· *Raison n°3 : c'est un stimulateur de la testostérone*

La testostérone est une hormone incontournable pour améliorer sa composition corporelle. Non seulement elle permet de conserver voire augmenter sa masse musculaire, mais elle est également un atout de choix pour perdre du gras puisque la testostérone empêche directement la formation de cellules graisseuses. Or un régime riche en lipides, en zinc et en cholestérol favorise grandement la production naturelle de testostérone.

Et comme la nature fait parfois bien les choses, il faut savoir qu'un fort taux de graisse corporelle diminue le taux de testostérone... Mais comme le régime Steak & Eggs va vous aider à perdre du gras, il augmentera d'autant plus votre niveau de testostérone. C'est donc un cercle vertueux au service de votre santé (et de votre virilité, messieurs !).

• Steak & Eggs Diet : pendant combien de temps ?

D'un point de vue scientifique et médical, vous pouvez suivre le protocole Steak & Eggs aussi longtemps qu'il vous plaira, surtout si vous prenez soin d'équilibrer votre alimentation en fibres pendant votre *cheat day* (ou en prenant un supplément).

Vince Gironda l'a suivi pendant des années et il est mort 3 semaines avant son 80ème anniversaire, ce qui fait une belle longévité pour un homme né en 1917... et c'était un vieux qui avait la pêche !

Néanmoins, il serait difficile de nier la lassitude qui peut naître du même menu sans cesse répété. On peut donc par exemple suivre le régime Steak & Eggs pendant un mois avant de passer à un protocole plus varié ou alterner des cycles de 4 semaines.

A noter enfin qu'un tel régime est particulièrement efficace après une période un peu trop festive ou pour débuter un protocole de perte de poids avec des résultats rapides et enthousiasmants... Vous essayez ?

CHAPITRE 21

Une méthode controversée : le régime Bulletproof

Alors qu'il n'avait pas encore 30 ans, Dave Asprey était un entrepreneur à succès de la Silicon Valley. Multimillionnaire et talentueux, il pesait néanmoins dans les 140 kilos, ce qui le rendait malheureux. Pourtant, il faisait exactement ce que les médecins lui recommandaient : manger 1800 calories quotidiennes et faire du sport 90 minutes par jour.

Le jeune homme a donc décidé de mettre sa fortune et son propre corps au service de la recherche scientifique dans le but de trouver une façon simple et efficace d'être plus en forme, plus dynamique et plus heureux. 300 000 dollars et 15 années plus tard, Dave Asprey a perdu plus de 50 kilos et élaboré le régime « *Bulletproof* », qui se veut un protocole anti-inflammatoire permettant de perdre du poids et d'augmenter ses performances physiques et mentales.

• Les grandes lignes du régime Bulletproof

Le régime Bulletproof repose sur plusieurs grands principes qui sont une sorte de mélange entre le régime paléo et le jeûne intermittent. Ainsi, Dave Asprey suggère de sauter le petit-déjeuner, de bien dormir, d'arrêter de compter les calories et de privilégier les graisses tout en supprimant les sucres. A première vue, cela semble assez cohérent et pas forcément révolutionnaire si vous avez lu les chapitres précédents.

Néanmoins, Dave Asprey n'y va pas avec le dos de la cuillère quand il suggère d'augmenter notre consommation de lipides. Selon lui, il s'agit de consommer 60 à 70% de nos calories journalières sous forme de bonnes graisses. Cela semble énorme, et pourtant l'argument tient la route : les humains « modernes » sont tellement en manque de bons acides gras qu'une augmentation massive de nos apports permet de combler rapidement nos carences et rebooster aussi bien le corps (artères, tendons, hormones...) que le cerveau (qui est largement composé de graisses).

Vous vous en doutez, c'est cette recommandation qui a fait hurler les médecins et les diététiciens. En France, les autorités de santé recommandent de consommer 35 à 40% de notre énergie quotidienne sous forme de graisses grand maximum et d'aller chercher les calories manquantes dans de petites portions de viande et de grandes portions de féculents. Alors que Dave Asprey dit exactement le contraire.

Selon lui, il faut fuir les céréales comme la peste car consommer des céréales favoriserait les carences en nutriments, les troubles digestifs et les maladies auto-immunes en plus de contenir des substances qui les rendraient addictifs. Mon avis ? En lisant les études récentes, je suis plutôt tenté de le croire. Arrêtez le pain et les pâtes pendant un mois et vous commencerez sans doute à penser comme lui...

Pour tout savoir et tout comprendre sur le régime Bulletproof, je vous recommande de lire directement la prose de Dave Asprey plutôt que des commentaires souvent erronés : www.bulletproofexec.com

• **Le jeûne intermittent et le café Bulletproof**

L'autre grande innovation du régime Bulletproof est le café du même nom, le Bulletproof Coffee, dont voici la recette : 1 tasse de café allongé moulu + 1 petite cuillère de beurre bio sans sel + 1 à 2 cuillérées d'huile de noix de coco. Mélangez dans un *blender* pour que le mélange soit onctueux puis avalez en guise de petit-déjeuner.

Précision : il faut utiliser du beurre issu de lait de vaches nourries à l'herbe (plutôt qu'au grain) et un café non industriel sans conservateur (c'est-à-dire sans toxine et plus riche en antioxydants). Je vous laisse apprécier le goût...

L'objectif de cette boisson est de vous donner de l'énergie jusqu'à midi tout en évitant de céder à la tentation du grignotage de 11h : la caféine réveille le système nerveux et les lipides améliorent votre concentration en nourrissant votre cerveau.

Mais vous l'aurez peut-être compris, la recette du Bulletproof Coffee apporte aussi quelques calories. Un gramme de graisse contient 9 calories, ce qui amène une grande tasse de café Bulletproof aux alentours de 400 calories.

Pas si grave, puisque ça remplace votre petit-déjeuner traditionnel (qui peut facilement contenir 600-700 calories). Mais un véritable crime pour les fondamentalistes du jeûne intermittent.

En effet, jeûner consiste simplement à ne pas consommer d'aliments, donc aucune calorie. Or en vous jetant un petit godet à 500 calories dans le gosier, vous ne respectez pas cette règle... Est-ce grave ? Pas franchement. Cela peut même être une bonne façon de débuter un protocole de jeûne intermittent.

La bonne solution ? Essayez pendant quelques jours si le cœur vous en dit puis voyez comment votre corps réagit. Si cela vous convient, vous pouvez continuer si vous le souhaitez. Si cela ne vous convient pas, vous pouvez arrêter. Mais vous aurez en tout cas une idée réelle de l'effet sur *votre* corps plutôt que seulement des « on dit » et des commentaires de magazines.

• Titanium Coffee : la recette allégée du Bulletproof Coffee

Puisque le Bulletproof Coffee apporte quelques centaines de calories et que c'est le principal reproche qu'on lui fait, je me suis interrogé sur la meilleure façon de procéder pour améliorer cette recette, ce qui impliquerait trois choses :

- Réduire la teneur calorique globale (objectif premier)
- Maintenir un goût agréable (faut pas déconner)
- Favoriser les performances cognitives (si possible)

En partant de cette idée, j'ai fait quelques essais pour composer une nouvelle boisson...

Pour réduire la teneur calorique, il n'y a pas 500 façons de procéder : il faut réduire la teneur en graisses. Un gramme de lipides contient 9 calories et c'est l'unique source calorique du Bulletproof Coffee. J'ai donc décidé de supprimer le beurre du mélange. D'une part ça divise les calories par deux, d'autre part ça évite que la caséine contenue dans le beurre fasse obstacle à l'absorption des antioxydants contenus dans le café.

Pour maintenir un goût agréable, il suffisait donc de faire le test avec uniquement du café et de l'huile de coco vierge. La boisson est alors moins onctueuse mais le goût est (quasiment) le même.

Enfin, restait à trouver un nouvel ingrédient pour donner un coup de boost à tout ça. Et l'idée est venue rapidement : la L-théanine ! Si le stack « caféine + L-théanine » est un grand classique des consommateurs de nootropiques, il y a une bonne raison ; elle permet d'annuler les effets secondaires de l'utilisation de la caféine tout en améliorant les aspects positifs. Et elle n'a pour ainsi dire aucun goût... Bingo !

Voici donc la recette de ce qu'on pourrait appeler le *Titanium Coffee* (un clin d'oeil à la marque Bulletproof).

- 1 grande tasse de café allongé
- 1 cuillerée d'huile de coco vierge
- 1 dose (200mg) de L-théanine

• Quel est l'intérêt nutritionnel du Titanium Coffee ?

Petite précision : je n'ai rien à vendre, je partage juste une recette. Ce qui suit n'a donc pas pour but de vous convaincre mais seulement de vous présenter mes conclusions...

Pour commencer, il y a donc la baisse de la composition calorique de la boisson. Une cuillère à soupe d'huile de coco contient environ 117 calories mais comme j'utilise plutôt une cuillère à café, le chiffre est divisé par deux. Une tasse de Titanium Coffee contient donc 60 calories, trois fois moins qu'un caffè latte chez Starbucks ! En gros, ça représente autant de calories qu'un yaourt allégé et ça fait 7 à 8 fois moins que le Bulletproof Coffee.

Ensuite, il y a le goût, qui est très agréable. Et enfin, il y a les propriétés des ingrédients :

- Café : effet stimulant et action protectrice
- Huile de coco : satiété et bonne santé
- L-théanine : concentration et réduction de l'anxiété

Concernant le choix des ingrédients, vous pouvez bien sûr chercher des aliments les plus purs possibles afin de réduire au maximum la quantité de toxines mais la vie est ainsi faite qu'il faut parfois aller au plus simple et faire avec ce qu'on trouve.

Pour le café, je me contente donc tout simplement de café soluble Nes (c'est le seul café soluble qui a un goût acceptable et on en trouve partout). Pour l'huile de coco, je choisis de l'huile de coco vierge bio en grande surface (quand j'en trouve) ou je commande sur Internet chez Bulkpowders. Idem pour la L-théanine, je la commande sur Internet, généralement chez Bulkpowders (vous pouvez utiliser le code RR7D08 pour avoir 5€ de réduction).

A vous de voir si vous voulez essayer... Bon appétit !

CHAPITRE 22

Les autres protocoles : modalités et variations

Dans les chapitres précédents, vous avez découvert plusieurs protocoles classiques de jeûne intermittent proposant des jeûnes courts, quotidiens ou hebdomadaires, d'une durée allant de 16h à 24h. Cela veut-il dire que ce sont les seules méthodes possibles ? Pas du tout. Aucune règle n'est figée dans le marbre et votre corps ne fonctionne pas comme une horloge.

Par exemple, si vous décidez d'adopter la méthode Eat Stop Eat et que votre jeûne ne dure que 22h ou 23h au lieu des 24 heures préconisées, il n'y a pas péril en la demeure. Idem si pour une raison ou pour une autre, votre jeûne dure finalement 25h ou 26h. L'important est de coller au schéma général sans vous prendre la tête et de recommencer jour après jour : la constance tranquille est toujours plus efficace que la précision maniaque.

Vous pouvez même alterner les méthodes si cela vous convient ! Manger normalement un jour, jeûner 16h le lendemain, puis jeûner 20h le troisième jour, et reprendre le cycle. L'important est de pouvoir continuer ce mode de vie sans qu'il devienne une nouvelle prison et de sentir bien dans vos baskets et bien dans votre tête.

• Les variations horaires autour de la méthode Leangains

Le protocole 16/8 est parfois pratiqué en élargissant un peu la fenêtre de jeûne pendant 17h ou 18h. Le bénéfice théorique est d'augmenter encore un peu votre sensibilité à l'insuline mais il est tout de même peu probable que 60 minutes supplémentaires produisent une révolution dans votre corps.

Ceci étant dit, cela peut effectivement faciliter la perte de poids en réduisant la durée de votre fenêtre d'alimentation donc en limitant les excès possibles. Mais au bout du bout, on en revient toujours à la même base : si vous faites péter les calories, que ce soit pendant 6h ou pendant 8h n'y changera pas grand-chose...

Enfin, une méthode connue sous le nom de « *Fast-Five* » commence à percer à grand renfort de marketing et avec un principe simple : vous jeûnez pendant 19h puis vous mangez pendant 5 heures. Oui, à une heure près, ça s'appelle la Warrior Diet. Ils ne se sont pas foulés, les mecs.

• La « Renegade Diet » de Jason Ferruggia

Un coach américain du nom de Jason Ferruggia propose une version assez personnelle du jeûne intermittent, qui est un mélange des principes de Leangains et de la diète du guerrier. C'est une méthode très efficace pour sécher ou prendre du muscle sec donc vous pouvez l'essayer sans problème si le cœur vous en dit.

En substance, cela consiste à ne pas manger en se levant, sans pour autant décaler le premier repas après 12h ou 13h.

Vous pouvez en effet consommer des petites portions de protéines ou des fruits au cours de la journée sans vraiment faire de repas, afin de réserver l'essentiel de vos calories (et de vos glucides) pour un diner festif le soir.

Cette méthode permet d'alléger la charge des intestins pendant la journée et d'éviter toute somnolence liée à un repas trop copieux tout en favorisant le sommeil avec un diner chargé en calories et en glucides.

Pour en connaître tous les détails, vous pouvez visiter le site de Jason Ferruggia : www.jasonferruggia.com

• Le « régime fast » ... à revoir !

Si le mot anglais « *fasting* » fait référence au jeûne, le mot « *fast* » évoque la vitesse. C'est donc un super terme pour le marketing quand on parle de régime et certains n'ont pas hésité à s'en emparer pour faire la promotion de leurs diètes, leurs marques et leurs livres.

Ainsi, en août 2012, un reportage diffusé sur la chaine BBC met en scène le docteur Michael Mosley qui perd 10 kilos en quelques semaines grâce à un protocole simple : deux jours de jeûne par semaine. Il publie ensuite un livre intitulé « *The Fast Diet* » pour proposer son expertise au grand public et l'ouvrage devient rapidement un succès de librairie.

Malheureusement, alors que le docteur Mosley a suivi une méthode qui s'apparente à Eat Stop Eat pour perdre du poids, sa « *Fast Diet* » n'est pas vraiment la même chose. L'auteur propose de manger normalement pendant 5 jours de la semaine et de réduire son apport à 500 calories pendant deux journées par semaine, en divisant ces calories sur 3 repas dans la journée… Ce qui n'est donc pas du jeûne.

Bien sûr, un tel régime reste efficace pour maigrir : en réduisant vos calories de façon drastique deux jours dans la semaine, vous pouvez envisager une perte de poids de 1 à 4 kilos par mois (en fonction de votre gabarit et votre niveau d'activité) sans vous prendre la tête (si vous arrivez à gérer la frustration alimentaire deux jours par semaine).

Cela a le mérite d'être simple donc ça peut vous convenir, mais pourquoi ne pas simplement faire un repas contenant 500 calories en fin de journée ? C'est bien plus simple et beaucoup moins frustrant au moment de passer à table !

CHAPITRE 23

Ce qu'il ne faut pas faire : le jeûne hydrique prolongé

Si le jeûne intermittent est efficace, pourquoi ne pas le prolonger plus longtemps, me direz-vous ? Eh bien parce que ça peut vous causer de sérieux ennuis... Vous avez déjà entendu parler des respiriens ?

• Se nourrir d'air ? Mwuah ah ah...

Pour ma part, la première fois que j'ai entendu parler des respiriens, c'était lors d'une discussion sur le développement personnel avec un groupe d'adeptes de la kinésiologie appliquée. Une personne présente m'a parlé de « gens normaux » qui décidaient un jour de « se nourrir d'air » et qui ne s'alimentaient plus pendant des années... On les appelait les respiriens.

J'ai été interpellé par le concept, tout simplement parce que je ne voyais pas comment cela était scientifiquement ou empiriquement possible.

Si vous ne savez pas de quoi il s'agit, voici une mise à jour qui tient en quelques mots : le respirianisme (ou inédie) consiste à ne pas se nourrir volontairement et durablement, sans qu'il existe de motivation médicale ou esthétique à cette pratique ; il s'agit plutôt d'une pratique mystique.

A priori, c'est tout simplement impossible, à peu de choses près : un régime sans eau est mortel pour un être humain avec une morphologie classique après une période de 10 jours et un régime sans nourriture l'est tout autant après une période 90 jours. Et je prends des cas extrêmes, la plupart des gens risquant de décéder bien avant.

A titre illustratif, voici les photos « avant/après » d'Olivia Cohen, qui a eu l'idée (saugrenue) d'enchaîner 3 périodes de 40 jours de jeûne séparées de 7 jours d'alimentation.

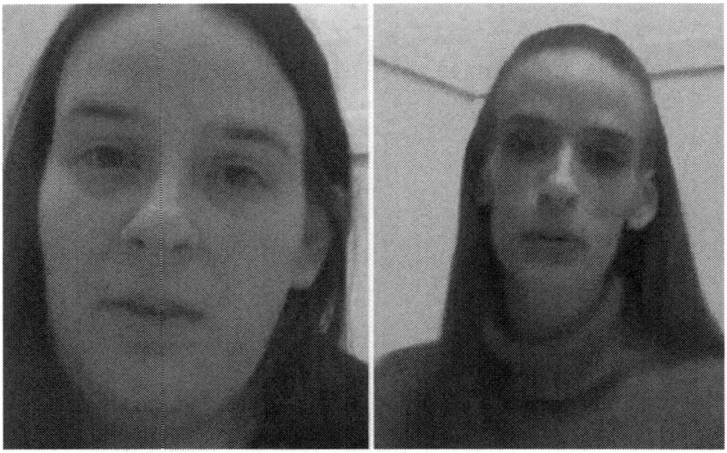

Je crois que le résultat se passe de commentaire…

- **Le respirianisme est une arnaque**

Pour autant, certaines personnes prétendent encore qu'il est possible de « s'alimenter sans manger » en captant une forme d'énergie vitale invisible qui imprégnerait tout l'univers. C'est ce qui s'appelle le respirianisme : on se nourrit en respirant. Et autant dire que je n'y crois pas une seconde.

Vous me direz : « *mais il y a Trucmuche et Bidule qui ont passé X années sans manger et ils n'en sont pas morts.* » Ah bon ? Vous avez des preuves ? Je n'en ai trouvé aucune.

· Hira Ratan Manek ? Il a prétendu se nourrir de la lumière du soleil depuis 1995 et la seule personne qui le confirme est son médecin indien... pratiquant le pranisme.

· Michael Werner ? Il prétend n'ingérer aucune nourriture solide depuis 2001. La seule personne qui en témoigne est... lui-même, dans son propre livre.

· Marthe Robin ? Durant une cinquantaine d'années, elle n'aurait ingéré qu'une hostie par semaine. On lui a proposé de faire étudier son inédie dans une clinique, mais elle a refusé... au motif que cela ne convaincrait personne. Tiens donc.

· Prahlad Jani ? Recordman du monde du respirianisme (et du charlatanisme ?), il affirme avoir passé plus de 70 ans sans eau ni nourriture. Carrément ! Le seul qui le confirme est là aussi son médecin indien... pratiquant le pranisme.

· Ellen Greve ? Ma préférée ! Elle qui déclare ne se nourrir que de la « force de l'amour divin » depuis 1993 a été mise au défi de prouver ses dires par une équipe de télé australienne. Bilan : après (seulement) 4 jours, l'expérience s'arrête car sa santé se dégrade déjà... et en plus c'est filmé et disponible sur Internet : https://youtu.be/cnCuzUd4eC0

Ne nions pas l'évidence : ne pas manger reste une façon exceptionnellement efficace de perdre du poids, l'expérience d'Olivia Cohen en est une illustration visible et les stratégies de jeûne intermittent en sont la preuve.

Pour autant, s'abstenir purement et simplement de manger sur une longue période est une pratique très dangereuse qui porte atteinte à votre intégrité physique et à votre santé. Ne croyez pas ceux qui vous disent le contraire.

PARTIE 5

ESSAYER LE JEÛNE INTERMITTENT

CHAPITRE 24

Trouver la méthode qui vous convient

Vous l'avez compris au fil des pages : il n'y a pas qu'une seule façon de pratiquer le jeûne intermittent. Il faut donc trouver un protocole qui vous convienne et que vous puissiez suivre pendant plusieurs semaines (avant de décider si vous poursuivez ou si vous arrêtez).

• Un rappel rapide des modalités possibles

· Sauter un repas : il s'agit généralement de sauter le petit-déjeuner mais il peut aussi s'agir du diner. Dans l'absolu, il peut même s'agir du déjeuner si les deux autres repas sont suffisamment rapprochés ou suffisamment espacés.

· Condenser sa fenêtre d'alimentation : l'idée est simplement de ne s'autoriser à manger que pendant une fenêtre d'alimentation allant de 4h à 8h. C'est sans doute l'option la plus populaire car c'est la plus simple à mettre en œuvre.

· Manger tôt et manger tard : l'application rigoureuse de la Warrior Diet vous autorise un petit-déjeuner léger et un diner plus consistant. Cette option est pratique si vos journées sont très chargées.

· Attendre le repas du soir : autre application de la Warrior Diet qui exclue pour sa part le petit-déjeuner. On peut manger pendant 4h en soirée, ce qui permet de faire un petit gouter suivi d'un bon diner ou un gros diner suivi d'un petit snack.

· Jeûner 24h : une ou deux fois par semaine, on décide de ne pas manger pendant 24h. Il est possible d'étendre ce jeûne jusqu'à 36h en attendant le lendemain matin... mais il faut souvent un peu de pratique pour y arriver.

- **Choisir un protocole adapté à votre mode de vie**

Dans l'absolu, tout le monde peut adopter le jeûne intermittent, indépendamment du protocole suivi. Mais pour commencer, mieux vaut choisir quelque chose en accord avec votre mode de vie.

Par exemple, si vous travaillez avec des horaires décalés et fluctuants, la Warrior Diet ne sera pas très pratique au premier abord car cela modifiera en permanence vos horaires de repas, ce qui ajoutera de la difficulté plutôt que de la simplicité à un mode de vie déjà contraignant. A l'inverse, si vous travaillez dans la restauration, la méthode Leangains peut être parfaitement adaptée pour vous en se calant de façon satisfaisante sur vos horaires de travail.

- **Ne pas oublier la règle d'or : rester cool**

Quel que soit le protocole de jeûne intermittent que vous décidez d'essayer, n'oubliez pas que le premier but est d'élaborer un plan alimentaire qui vous offre suffisamment de liberté et de simplicité pour vous faciliter la vie. Le protocole que vous choisirez de suivre doit être un marchepied vers plus d'épanouissement, pas une contrainte supplémentaire de votre emploi du temps.

Que vous choisissiez Leangains ou la Warrior Diet, vous pouvez tout à fait jeûner 18h tel ou tel jour, c'est-à-dire 2h de plus ou de moins que prévu, et l'univers continuera de tourner. Vous pouvez même vous lever un matin et prendre un petit-déjeuner avec votre moitié ou vos enfants et vous ne deviendrez pas subitement obèse ou diabétique.

Peu importent les petites sorties de route et les ajustements au fil du temps, c'est le schéma général qui compte. Donc intégrez les grandes lignes, restez souple avec vous-même, adaptez-vous en cas de besoin et profitez de la vie !

CHAPITRE 25

La méthode progressive : procéder par étapes

Si le jeûne intermittent connait une popularité croissante depuis le début des années 2000 à grand renfort de recherche scientifique (pour le fond) et de marketing de pointe (pour la forme), peu de ressources sont disponibles autour d'un sujet pourtant fondamental : comment commencer de manière concrète.

• L'état d'esprit et la détermination initiale

Avant tout chose, il faut avoir le bon état d'esprit. Si tous les chapitres précédents vous laissent penser que le jeûne intermittent, c'est du grand n'importe quoi, alors économisez votre temps et votre énergie ; ce n'est sans doute pas pour vous et il est inutile de continuer votre lecture. En remettant en cause l'éducation traditionnelle et la « sagesse populaire » alimentaire, le jeûne intermittent demande d'abord une certaine ouverture d'esprit.

Ensuite, il faut décider de votre degré de motivation et d'envie. Absolument rien ne vous empêche de débuter dès demain le protocole de votre choix. Pour ma part, j'ai commencé la méthode Leangains du jour au lendemain, j'ai expérimenté la Warrior Diet un mois plus tard et j'ai commencé à me frotter au jeûne de 24h le mois suivant.

Mais d'une part c'était (un peu) dur, d'autre part rien n'indique que ce soit la meilleure solution pour vous... et ce n'est d'ailleurs pas ce que je recommande.

Si vous êtes simplement curieux et que vous n'êtes pas particulièrement pressé de perdre du poids ou de retrouver une meilleure forme, la meilleure chose à faire est sans doute de procéder graduellement, en prenant quelques jours ou quelques semaines pour faire les ajustements nécessaires afin de trouver votre rythme de croisière.

• La transition vers le protocole Leangains

Pour faciliter la démonstration, nous allons partir du principe que la fenêtre d'alimentation que vous retenez dans un premier temps commence vers midi, ce qui signifie que vous sautez le petit-déjeuner. Mais j'insiste : votre fenêtre d'alimentation peut aussi bien s'étendre de 7h à 15h que de 14h à 22h, c'est à vous de voir en fonction de votre emploi du temps et de votre mode de vie.

L'étape n°1 consiste donc à vous libérer de votre dépendance au petit-déjeuner. Ce qui offre plusieurs possibilités :

- Vous pouvez profiter du prochain week-end qui se présente pour sauter le petit-dej. Comme on se lève généralement plus tard, cela limite le temps entre votre réveil et votre premier repas.

- Vous pouvez prendre une à deux semaines pour réduire votre alimentation matinale. Passer de trois tartines à deux, puis une, puis aucune. Prenez plusieurs jours pour chaque palier.

· Vous pouvez essayer de remplacer votre prochain petit-déjeuner par un café Bulletproof. Les calories et les lipides contenus dans cette boisson devraient vous aider à tenir le coup sans fléchir jusqu'à midi. Pour une option moins calorique, essayez le Titanium Coffee !

Bien sûr, aucune de ces options n'est exclusive l'une de l'autre, vous pouvez mélanger et alterner les trois. Là encore, c'est votre confort et votre réussite qui sont l'élément essentiel, pas la fidélité à une méthode plutôt qu'à une autre. Et en une quinzaine de jours tout au plus, vous voilà officiellement devenu membre de la communauté du jeûne intermittent. Bienvenue !

• Deux choses à ne pas oublier

Même si cela peut vous sembler une éternité avant de commencer, vous verrez qu'un jeûne quotidien de 16h est généralement facile à mettre en œuvre. Il y aura des jours où ce sera plus facile que d'autres, mais vraiment rien d'insurmontable. Par contre, il y a deux choses à ne jamais perdre de vue.

La première chose, c'est que jeûner ne vous interdit pas de boire (de l'eau). Si vous êtes mal hydraté, votre jeûne peut devenir particulièrement inconfortable : migraine, fatigue, haleine de fennec... Donc prévoyez d'avaler un bon litre d'eau avant le début de votre fenêtre d'alimentation (en tout cas si vous mangez vers midi) et commencez dès le réveil par un grand verre d'eau fraîche, une chopine de thé ou une grande tasse de café allongé. Et promenez-vous avez une bouteille d'eau, c'est encore ce qu'il y a de plus simple.

La deuxième chose, c'est qu'il est plus facile de jeûner quand on est occupé. Si vous prévoyez simplement d'attendre l'heure de manger en regardant défiler les chiffres de l'horloge sur votre smartphone, le temps va être long, très long... Donc prévoyez de faire des choses, qu'il s'agisse d'occupations professionnelles ou de loisirs. Moins vous penserez à votre estomac et plus l'expérience sera facile.

- **La transition vers la Warrior Diet**

Si vous avez l'habitude du protocole Leangains, essayer la Warrior Diet ne sera pas très difficile. Notez que cela n'a *absolument* rien d'obligatoire... mais ce sera tentant. Vous aurez forcément envie de voir si vous pouvez y arriver (et plus vite que vous ne le pensez).

Le cas échéant, il suffit d'étendre votre jeûne de 4h supplémentaires, ce qui n'a rien de particulièrement compliqué. La principale difficulté sera votre attitude face à ces nouvelles heures sans manger, mais si vous restez occupé et hydraté, il n'y aura pas de souci majeur. Peut-être que la faim viendra vous titiller deux heures avant l'heure fatidique mais vous devriez pouvoir gérer cela sans trop de difficulté.

Petite mise en garde cependant : ingérer un énorme repas après 20h de jeûne peut vous secouer un peu les intestins. Il est donc chaleureusement recommandé de commencer par des légumes et des graisses saines afin de faciliter la digestion. Pour ma part, je vous préconise même de prendre un supplément de probiotiques avec votre repas afin d'éviter tout effet secondaire désagréable.

• Vos deux alliés : les chewing-gums et le café

Pour faciliter votre jeûne, ou en cas d'envie de manger (ce qui est différent de la faim...), vous pouvez utiliser deux astuces bien connues des pratiquants du jeûne intermittent.

La première astuce est de boire du café. Sans sucre et sans crème... Je vous rappelle que vous n'êtes pas censé ingurgiter des calories. La caféine limite la sensation de faim et si vous allongez vos cafés, l'eau supplémentaire contenue dans votre tasse vous fera le plus grand bien. Par contre, cela ne veut pas dire que vous devez vous descendre un expresso toutes les deux heures. Une tasse au réveil et une tasse en milieu de matinée sont largement suffisantes.

La seconde astuce est de mâcher du chewing-gum. Sans sucre, évidemment... Le simple fait de mâcher et d'avoir un goût agréable dans la bouche aide à patienter avant l'heure du repas et à tromper la sensation buccale parfois un peu étrange provoquée par le jeûne. Je précise que cette sensation buccale signifie (en général) que vous êtes en état de cétose donc que votre corps est en train de bruler de la graisse ; c'est bon signe !

• La transition vers Eat Stop Eat

Une fois que vous aurez pris l'habitude de jeûner sur de courtes périodes, vous aurez peut-être envie d'essayer la méthode Eat Stop Eat. Là encore, rien de bien compliqué, la seule vraie difficulté étant de se faire à l'idée de ne pas manger pendant 24h...

Pour débuter, choisissez de préférence un jour où vous aurez l'esprit occupé, que ce soit par votre boulot ou vos loisirs. Et si possible une journée qui suit un gros repas, ce qui vous permettra non seulement de limiter la casse sur les calories excédentaires et de bénéficier à plein de l'effet hormonal du jeûne, mais aussi d'avoir moins faim puisque votre corps aura quelques calories d'avance pour son fonctionnement normal.

Petite précision utile : un jeûne de 24h n'est pas un jeûne d'une journée entière jusqu'au lendemain mais bien un jeûne qui débute à la fin de votre dernier repas et s'interrompt 24h plus tard. Par exemple, si vous finissez de diner à 20h, vous pourrez manger de nouveau à partir de 20h le lendemain.

Par contre, ce schéma horaire n'est pas recommandé... Car attendre jusqu'à 20h pour manger peut devenir une gageure. Il est donc préférable d'achever votre dernier repas aux alentours de 16h-17h, ce qui vous permet de manger plus tôt le lendemain.

Enfin, même mise en garde que pour la Warrior Diet : un supplément de probiotiques et un apport en fibres ne seront pas du luxe après un jeûne de 24h si vous voulez ménager vos intestins...

CHAPITRE 26

Quelques erreurs à ne pas commettre

Le jeûne intermittent repose sur quelques principes simples, mais cela n'empêche pas de trébucher en chemin. Excès de zèle ou d'enthousiasme, oubli des règles élémentaires du corps humain…

Rien de bien grave et ce sont souvent les mêmes erreurs qui reviennent. Voici huit d'entre elles, et comment les éviter.

- **Vous croyez (encore) au Père Noël**

La complainte classique : *« voilà maintenant 4 semaines que j'essaye la méthode Leangains et je n'ai perdu que 3 kilos, je suis vraiment déçu ! »*

Sérieusement ? Je connais un paquet de gens qui seraient contents de perdre 3 kilos en moins d'un mois en mangeant ce qu'ils veulent et sans faire de sport !

Le jeûne intermittent est une méthode efficace mais il n'y a pas de miracle : vous n'allez pas subitement perdre 10 kilos en 15 jours parce que vous arrêtez les croissants au petit-dej.

• Vous mangez (vraiment) n'importe quoi

La complainte classique : *« je teste Eat Stop Eat depuis deux mois et je ne perds pas vraiment de poids, est-ce normal ? »*

Avant de répondre à cette question, il faut faire le point sur votre alimentation : que mangez-vous lorsque vous ne jeûnez pas ?

Si vous trouvez vos nutriments dans des kebabs ou des hot-dogs, il n'y aura pas de miracle là non plus. Trop de calories dans le cornet = plus de gras dans les bourrelets. C'est terrible… mais c'est comme ça. Remplacez les burgers par du poulet et les chips par des haricots rouges et on en reparle dans 2 mois.

• Vous glandez trop (au lieu d'être actif)

La complainte classique : *« je jeûne chaque dimanche parce que je suis au calme et que je n'ai rien à faire, du coup c'est dur parce que je ne pense qu'à bouffer. »*

En effet ! Si vous passez votre journée sur le canapé à zapper entre des émissions de télé, vous allez vite avoir envie de grignoter.

Ce n'est pas parce que vous ne mangez pas que vous devez rester immobile, votre corps contient largement assez d'énergie pour vous garder vivant et vous permettre d'accomplir vos tâches, qu'il s'agisse de travailler, d'écrire, de jardiner, d'aller vous promener… Restez actif et votre journée passera sans qu'un détour par la cuisine vous turlupine de trop.

• Vous ne buvez pas (assez) d'eau

La complainte classique : *« j'ai une haleine horrible et j'ai l'impression que mon corps réclame de la nourriture. »*

Vous avez mauvaise haleine parce que vous êtes déshydraté (ou parce que vous avez une carie ; allez voir votre dentiste). Votre corps est constitué d'eau, pas de sucre. Buvez, nom d'une pipe. Et recommencez. Encore. Et encore.

• Vous abusez (vraiment) du café

La complainte classique : *« je n'arrive plus à me passer de caféine. »*

Oui, bon, alors là, ça n'a plus rien à voir avec le fait de jeûner ou non. Les jeûneurs intermittents boivent souvent du café à la place du petit déjeuner, mais ça ne veut pas dire qu'il faille en consommer un litre avant d'avoir enfilé un slip.

Une tasse de café (ou deux), c'est une pratique classique et tout à fait normale qui aide à combattre la faim et qui peut améliorer le métabolisme. Mais le café n'est pas un aliment et ne doit pas remplacer les aliments que vous ne mangez plus au saut du lit.

• Vous êtes (un chouilla) trop optimiste (et naïf)

La complainte classique : *« pour commencer du bon pied, je voulais jeûner samedi et dimanche mais je n'ai pas réussi. »*

Forcément, si vous décidez de gravir l'Everest alors que vous n'avez jamais fait d'escalade, vous allez morfler et vous allez échouer.

Commencez tranquillement. Repoussez l'heure du petit-déjeuner. Remplacez vos deux premiers repas par un brunch. Passez-vous du petit-déjeuner et déjeunez plus tôt. *Et cetera.*

Relisez le chapitre précédent pour tenter une approche progressive. Je vous recommande d'essayer d'abord le protocole Leangains pendant plusieurs semaines puis, si le cœur vous en dit (et uniquement si c'est le cas), d'essayer la Warrior Diet et Eat Stop Eat. Soyez progressif mais constant, c'est ainsi que l'on progresse le mieux.

• Vous en faites (beaucoup) trop

La complainte classique : *« puisque le jeûne est si efficace, pourquoi ne pas jeûner pendant 48 heures, ou même 72 heures ? »*

Eh bien tout simplement parce qu'il s'agit bien d'un jeûne intermittent et non d'un jeûne permanent. Sinon vous allez mal finir (comme vous avez pu le lire dans le chapitre sur les respiriens).

La plupart des bénéfices du jeûne intermittent commencent à disparaître après une grosse vingtaine ou une petite trentaine d'heures, donc il ne sert à rien de continuer à se priver… Votre corps réagira mal et cela sera contre-productif.

• Vous êtes (complètement) obsédé par les horaires

La complainte classique : *« j'ai les yeux fixés sur l'horloge dès 12h30 alors que je sais que je n'ai pas le droit de manger avant 14h. »*

Vous n'avez pas le droit ? Soyons sérieux. C'est complètement dingue mais la plupart des jeûneurs intermittents expliquent que cela facilite leur mode de vie et qu'ils sont ainsi plus libres de leurs journées... alors qu'ils sont complètement obnubilés par les horaires de leur fenêtre d'alimentation.

Ne soyez pas bête ni dogmatique avec vous-même (ce serait bête, quand même...). Un décalage de 20 minutes ou même d'une heure ne ruinera pas tous vos efforts et le cortisol généré par tout ce stress vous fera plus de mal que cette tasse de noix du Brésil qui vous fait les yeux doux.

Respectez les grandes lignes et arrêtez de vous rendre dingue pour des détails. La vie est belle et mérite d'être vécue loin d'une horloge. D'ailleurs, je ne porte pas de montre.

CHAPITRE 27

Expérimenter, s'amuser, évaluer, adapter

J'espère que vous l'aurez compris en lisant ce livre : le jeûne intermittent est un mode de vie qu'il s'agit d'expérimenter pour redécouvrir un nouveau rapport à la nourriture, apprendre à contrôler ses envies, embrasser une vie plus épanouie et s'affranchir des dogmes qui vous pénalisent au quotidien. Et c'est pour cela que vous pouvez en faire ce que vous voulez !

• Maîtriser le principe, tester les options

Une fois que vous avez compris que vous pouvez sans peine vous passer de nourriture pendant 16h, 20h ou 24h, vous pouvez vous amuser à tester vos limites, essayer de nouvelles méthodes, alterner les protocoles... La seule chose importante, c'est que cela vous fasse du bien.

En ce qui me concerne, je m'en tiens globalement à la méthode 16/8 avec une fenêtre d'alimentation qui s'étend de 13h à 21h. Pour autant, cela ne m'empêche pas d'expérimenter la Warrior Diet quand je sais que le diner va être chargé ou de jeûner pendant 24h quand j'ai fait quelques abus ou que je souhaite perdre un peu de poids.

Mais ça fonctionne aussi dans l'autre sens ! Si je suis invité à faire un brunch avec des amis et que cela signifie que je vais manger à partir de 11h du matin, je ne suis pas du genre à déguster mon eau gazeuse avec un air pincé. Au contraire, je fais péter l'omelette complète et je m'en porte comme un charme ! Il est largement temps de laisser les choses revenir à la normale le lendemain…

- **La seule personne qui sait, c'est vous**

Au cours de vos expérimentations, vous aurez sans doute à subir les conseils et les avis des uns et des autres. Concernant le petit-déjeuner, vous savez désormais quoi répondre. Et pour le reste, vous pouvez surtout ne pas répondre. Les gens vous font des remarques parce que vous heurtez leur sens commun et que cela les occupe de commenter la vie des autres, pas parce qu'ils se soucient vraiment de vous ou de votre santé.

C'est la même chose que pour votre carrière, vos finances ou votre famille. Ce sont rarement les personnes les plus avisées et les plus enviables qui se permettent de vous donner des conseils parce qu'elles ont lu ceci ou entendu cela. Mais au final, la seule personne qui sait ce qui vous convient, c'est vous.

Vous voulez placer votre pognon dans une assurance-vie, investir dans des chevaux ou vous lancer dans l'immobilier ? Tant mieux si c'est le choix qui vous convient. Vous voulez enseigner la religion à vos enfants ou au contraire les laisser libre de découvrir la spiritualité qu'ils souhaitent ? Parfait, si c'est ce qui s'accorde avec vos valeurs. Vous voulez sauter le petit-déjeuner, faire 6 repas par jour ou ne plus manger de sucre ? Eh bien c'est ce que vous devez faire si cela vous permet de vivre mieux.

Il n'y a que deux juges pour les décisions que vous prenez concernant votre vie : le temps et vous. Donc n'ayez pas peur d'expérimenter de nouvelles façons de vivre, de manger, de dormir, de faire du sport… Si telle ou telle chose vous rend plus heureux, continuez. Si telle ou telle chose ne vous satisfait pas, arrêtez.

• **Chaque personne est unique**

Même si les êtres humains naissent libre et égaux en droits, ce n'est pas du tout le cas de leur métabolisme et de leurs pulsions. Chaque personne réagira différemment à telle fréquence de repas, tel apport en nutriment, telle séance de sport… Ne vous laissez pas influencer.

Même si votre meilleur ami a perdu 20 kilos en suivant la Warrior Diet et un programme de course à pied, peut-être que ce sera l'enfer pour vous de faire comme lui, auquel cas vous abandonnerez en cours de route et ce sera l'échec. Si le protocole Leangains ou la méthode Eat Stop Eat est ce qui vous convient en vous permettant de maitriser votre alimentation et votre agenda, il n'y a aucune raison de faire autrement.

L'important n'est pas de faire comme son voisin ou d'être « comme tout le monde » mais de profiter de la vie en gardant l'esprit ouvert pour expérimenter de nouvelles choses tout en s'amusant.

Si c'est un peu dur au début, cela vaut sans doute le coup de persévérer quelques semaines avant d'évaluer la situation. Et en fonction du résultat, vous pouvez adapter votre façon de faire, revenir en arrière, durcir vos options... ou même laisser complètement tomber.

• Et si le jeûne intermittent ne vous convient pas ?

Un leitmotiv chez les coachs dit que le jeûne intermittent n'est pas pour tout le monde. C'est sans doute vrai, mais je ne connais personne qui n'y parvienne pas à plus ou moins grande échelle. Le simple fait d'essayer quelques semaines est souvent une libération.

Je connais par exemple de véritables accrocs à la bouffe qui se sont mis au protocole 16/8 pendant trois semaines pour se rendre compte qu'ils pouvaient tout à fait vivre sans manger toutes les 3 heures. Aujourd'hui, ils ne pratiquent pas le jeûne intermittent de façon régulière mais il leur arrive de sauter le petit-déjeuner 2 à 3 fois par semaine, voire d'attendre 15h pour manger en cas d'excès la veille.

Est-ce que ce sont des purs et durs ? Bien sûr que non. Et alors ? Ce qu'ils retiennent, c'est que cette expérience leur a fait don d'un merveilleux cadeau : le self-control et la liberté.

CONCLUSION

On se retrouve sur Internet ?

Le manuscrit de ce livre étant bouclé en mai 2015, il est possible que de nouvelles découvertes soient faites entre le moment où je l'ai écrit et le moment où vous le lisez. Ce qui veut dire, par extension, que j'ai peut-être écrit de grosses bêtises !

Le cas échéant, n'hésitez pas à me le signaler et je ferai au mieux pour rectifier le tir dans une édition ultérieure de ce livre et en publiant un article sur le sujet dans les colonnes de mon blog :

www.remi-raher.com

Je vous propose également de venir faire un tour sur ma page Facebook pour discuter et/ou garder le contact :

www.facebook.com/leslivresquidechirent

Enfin, si vous avez aimé cet ouvrage, pouvez commander mes autres bouquins (ça fait toujours plaisir) et vous pouvez surtout me laisser un commentaire sur Amazon (ce serait vraiment chouette et ça aide le livre à se faire connaître).

Merci pour votre patience, votre gentillesse… et bon courage dans vos expérimentations à venir !

17760210R00076

Printed in Poland
by Amazon Fulfillment
Poland Sp. z o.o., Wrocław